JN299149

HCR-20
(ヒストリカル／クリニカル／リスク・マネージメント—20)
暴力のリスク・アセスメント
第 2 版

Christopher D. Webster
Kevin S. Douglas
Derek Eaves
Stephen D. Hart

監訳
吉川和男

訳
岡田幸之
安藤久美子
菊池安希子

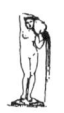

星 和 書 店

Seiwa Shoten Publishers

2-5 Kamitakaido 1-Chome
Suginamiku Tokyo 168-0074, Japan

HCR-20
Assessing Risk for Violence
Version 2

by

Christopher D. Webster

Kevin S. Douglas

Derek Eaves

and

Stephen D. Hart

Translated from English

by

Kazuo Yoshikawa

Takayuki Okada

Kumiko Ando

and

Akiko Kikuchi

English Edition Copyright © 1997 by the Mental Health, Law, and
Policy Institute, Simon Fraser University
Japanese Edition Copyright © 2007 by Seiwa Shoten Publishers, Tokyo

目 次

序文　　iii

概観 ……………………………………………………………… 1
   はじめに　1
   HCR-20 の基礎　2
   対象と目的　4
   予測精度を高めるための一般原則　5
   HCR-20 の構造　9
   HCR-20 に関する研究　10
      矯正施設　11
      司法精神科施設　12
      一般精神科施設　12
   実施方法　13
   使用者の資格　15
   HCR-20 のコーディング　17
      コーディングする項目　18
      総括あるいは最終的な判断　18
      リスク・マネージメント項目のコーディング　21
      アセスメントの反復　22
   暴力の定義　22
   HCR-20 と関連するツール　23

ヒストリカル項目 ……………………………………………… 25
   H 1．過去の暴力　26
   H 2．最初に暴力を行った時の年齢が低い　28
   H 3．関係の不安定性　30
   H 4．雇用問題　32
   H 5．物質使用の問題　34
   H 6．主要精神疾患　36
   H 7．サイコパシー　38
   H 8．早期の不適応　40
   H 9．人格障害　42

H 10．過去の監督の失敗　44

クリニカル項目 …………………………………47
C 1．洞察の欠如　48
C 2．否定的態度　50
C 3．主要精神疾患の活発な症状　52
C 4．衝動性　54
C 5．治療に反応しない　56

リスク・マネージメント項目 …………………59
R 1．計画が実行可能性を欠く　60
R 2．不安定化要因への暴露　62
R 3．個人的支援の欠如　64
R 4．治療的試みに対する遵守性の欠如　66
R 5．ストレス　68

おわりに　71
参考文献　73
付録：対照表　93
コーディング・シート　97

注意書

本書は主題について正確で信頼できる情報を提供することを目的としている。しかしながら、書物が、科学的研究、公式の学術トレーニング、公式の臨床トレーニング、スーパーバイズを受けた経験の代用となることはない。読者は、ここに記された手続きを利用する前に、自身の専門的な能力と覚悟を慎重に評価し、それに注意を払ってもらいたい。適切な実施基準を踏まえ、倫理的に適切な方法で実践し、それを守ることが読者に科せられた唯一の責任である。

序　文

　HCR-20の原型は，ブリティッシュ・コロンビア司法精神科サービス委員会が直面した非常に実務的な動機から生まれた。司法精神科の入院患者と外来患者の両者に責任を持つ臨床家は，リスク・アセスメントを体系的な方法で実施するための何らかの手法を求めていた。その結果としてHCR-20が誕生したのである。様々な領域の精神保健の臨床家や研究者が扱いやすいツールを作成しようと共同で努力した。特に，Phil Adilman博士，Randy Atkinson博士，Michael Coles博士，Mel Dilli博士，Murray Jackson博士，Gwen Laws博士，Mark Levy博士，Enlene Murphy博士，Kulwant Riar博士，Elisabeth Zoffman博士の委員会，ならびに，Jim Broome博士，Graham Mills博士，Michael Quinn博士，Heidi Worsfold博士の皆さんにご協力頂いたことに厚く御礼申し上げたい。同様に，バンクーバー病院健康科学センターの精神科救急のDan Bilsker医師から貴重なご意見を頂いたことに感謝申し上げたい。また，Tonia NichollsとDianne Macfarlaneの両氏には編集作業に大変なご尽力頂いた。

　HCR-20が1995年に出版された時，その需要はきわめて高かった。このことは，著者らがこの本の入手方法について特段の広告もしなかったことを考えると驚くべきことであった。我々はまた他の書物にこのツールの要素を掲載する許可を求める要望もいくつか受けた。これまでに，我々は複数の国々の関係者と協力関係を築きつつある。具体的なプロジェクトとしては，現在，スウェーデンのVaxjo司法精神科病院のHenrik Belfrage医師とSundsvall司法精神科病院のErik Sonderberg医師による精神医療施設と矯正施設で取り組まれているものがある。ドイツのHaina司法精神科病院のRudiger Muller-Isberner医師も同様の取り組みを始めたところである。このような方々からはHCR-20のリスク・ファクターの定義やコーディングに関して貴重な意見を頂いた。特に，Belfrage医師には，HCR-20のスウ

ェーデン語版の開発の際に，我々と密接に仕事をさせて頂き，感謝の念を述べたい。また，我々が，第2版を仕上げる時に，彼の意見は非常に有益であった。

英国の二人にも大変お世話になった。David Carson と Ged Bailes の両氏には深く感謝申し上げたい。両氏は議論を通して我々を支援してくれ，HCR-20 を英国に普及させるのを手伝ってくれた。

このプロジェクトに対する最初の助成は寛大にもブリティッシュ・コロンビア司法精神科サービス委員会から得られた。また，Greater Vancouver の Riverview 病院には HCR-20 のプロジェクトを業務の中に取り入れて頂き，さらに財政的な支援まで頂いたことに感謝申し上げたい。我々は，助成番号 269（95-1）の Webster 博士，Eaves 博士，Hart 博士に対するブリティッシュ・コロンビア健康研究基金からの支援についても感謝したい。この援助によって，我々は Greater Vancouver の司法精神医学研究所との調査において HCR-20 の信頼性と妥当性を検証することができた。

二人のカナダ人にも特に謝意を申し上げたい。ブリティッシュ・コロンビア司法精神科サービス委員会の P. Randall Kropp 博士は，「配偶者暴行・リスク・アセスメント・ガイド」Spousal Assault Risk Assessment Guide (Kropp, Hart, Webster, & Eaves, 1994, 1995) での仕事を通して我々に大きな影響を与えてくれた。また，カナダの矯正サービス（太平洋地域）の Douglas Boer 博士からは多くの助言と支援を頂いた。

HCR-20 は明らかに開発途上の段階にある。このマニュアルの改訂の主な目的は，使用方法とコーディングの手順を明確にすることによってより「ユーザー・フレンドリー」なものにすることである。我々自身の研究は HCR-20 の評定者間信頼性と予測妥当性を評価することにある。また，一般精神科および司法精神科の患者，矯正施設の犯罪者などの多様な標本から，リスク・ファクターの有病率に関する規範データを収集している。我々は将来の改訂ではこの研究結果を反映させる予定である。また，将来，次の二つの臨床的問題を扱いたいと思っている。第一は，リスク・マネージメント・プラ

ン（すなわち，介入とスーパービジョン戦略）を作成する際にどのように HCR-20 を用いるのが最良であるかということである。第二は，リスク・アセスメントによって見いだされた知見やリスク・マネージメント・プランを書面や口頭で伝える（すなわち，報告書の作成や法廷での専門家証言）ためのガイドラインをどのように提示するかである。

　もうひとつのプランは特定の目的のためのリスク・アセスメントの複数のツールを一つの包括的なものに取りまとめることである。例えば，我々は既に，「配偶者暴行・リスク・アセスメント・ガイド」Spousal Assault Risk Assessment Guide (SARA；Kropp et al., 1995；さらに支持する事実を知りたい場合には Kropp & Hart, 1997 を参照）を刊行した。もう一つのツールは，性犯罪者のためにデザインされたもので，「性的暴力再犯-20」 Sexual Violence Recidivism-20 (SVR-20；Boer, Wilson, Gauthier, & Hart, 1997 参照）であり，現在，入手可能である。最後に，Polvi (1997) は矯正施設の人々の自殺のリスクを評価するツールも開発している。我々がこのようなツールの開発を進めていく際の目的は，これらのツールには高い信頼性と妥当性が求められていることから，十分な基礎を構築することにある。しかし，臨床家同士の議論や臨床家と研究者の議論を促進していくこともさらに重要であると考えている。我々は，現場で，特定の用語について誰もが同じような考え方をし，十分細部まで理解できるように真剣に取り組む必要があると考えている。また，一般的に言えば，我々の目的は，部分的には，このきわめて重要な領域での議論を促進することでもある。我々は臨床家や研究者からの意見を歓迎しており，それは HCR-20 を改善していく際に大きな力になると信じている。

概　観

はじめに

　1990年代に残されている課題は，暴力の予測研究と臨床での実際のアセスメントがかなり遊離しているため，この二つの世界を統合しなければならないことである。現時点では，二つの世界はほとんど交わることがない。研究は，精神科医，心理士，他の精神保健の専門家，矯正施設の専門家のトレーニングにほとんど影響を与えていない。一方，裁判所で精神保健の専門家が反対尋問にあっているのを目にすると，なぜ臨床家はどこでも手に入る知識を利用しないのかと不思議に思わざるをえない。また，同じように，研究者と話をしていると，彼らがリスク・アセスメントを実施する際の臨床的な煩雑さや実務的な障害について，ほとんど理解していないことが明らかになることがある。このガイドブックは，経験豊かな司法精神科医療の臨床家との議論を通し，また，研究知見を再検討することで作成された。本書はリスク・アセスメントを実施するための基礎を構築するためのひとつの試みであるが，臨床家が一般の精神科医療，司法精神科医療，矯正施設の中で直面する時間的制約や他の実務的な問題にも配慮したつもりである。

　このHCR-20のマニュアルは，アセスメントのためのガイドであり，正式には心理学的検査ではない。我々は，この概観の中で，根拠となっている研究に基づいて，HCR-20の基礎について論ずることとする。この研究についての議論の中で，使用者が他の出典も参照できるようにし，わずかではあるが短いサマリーも載せた。また，HCR-20が意図していることと，その目的についても論じ，予測を正確に行うための一般的な原則についても触れることにした。HCR-20の使用方法についてもかなり詳細に記述し，使用者に求められる資格や，HCR-20のコーディングの考え方，暴力の定義などについてもこのマニュアルの冒頭部分で解説した。

　その後，HCR-20が20の個別項目から構成され，ヒストリカル，クリニ

カル,リスク・マネージメントのサブスケールに分けられることを説明する。それぞれの項目には関連文献を簡潔に記述し,その項目に対するコーディングの考え方を記した。付録には第1版から現在の第2版の項目の変化を説明した対照表を載せた。その後にはHCR-20のコーディング・シートのサンプルを掲載した。

HCR-20の基礎

このセクションの目的は,読者にHCR-20の基礎となる調査研究の短い総説を提供することにある。さらに詳細な説明が必要な場合や興味ある読者はHCR-20の第1版 (Webster, Eaves, Douglas, & Wintrup, 1995) や他の出展 (Borum, 1996；Douglas & Webster, in press；Monahan, 1996；Monahan & Steadman, 1994；Mossman, 1994；Otto, 1992, 1994；Quinsey, 1995；Rice, 1997；Webster, Harris, Rice, Cormier, & Quinsey, 1994) を参照していただきたい。ここに示されたものは報告された研究の大まかな導入として考えていただければ幸いである。裏づけとなる参考文献は,HCR-20の個別項目の記述が終わったところにまとめて引用している。HCR-20が一般的にリスク・アセスメントの領域でどの程度適合しているのかという説明については,読者はBorum (1996) のAmerican Psychologistの総説を参照していただきたい。

精神障害や人格障害者の将来の暴力行為を予測することは極度に難しいということは20年以上も認識されてきた (Ennis & Litwack, 1974；Steadman & Cocozza, 1974)。この理由の一つは,精神疾患は暴力と強く,明確で,直接的な関連を持っていないのではないかとされていたからである (Monahan, 1992)。しかしながら,Swanson (1994) は,精神障害が暴力と一貫した関連性があることを指摘し,Douglas & Hart (1996) が文献をメタ分析した結果,関連はかなりあると評価した。これまでのところ,ほとんどの研究で,特定の臨床的判断と実際の結果との間に強いつながりがあることは明確には示されてはいない (Menzies & Webster, 1995を参照)。

Alan Stone（1985）のような著名な精神科医や米国精神科協会 American Psychiatric Asssociation（1981）のような影響力のある組織は，臨床家が危険性の評価の役割を受け入れるべきではないとしてきた。著名な心理学者らもサイエンスのような信望のある雑誌で，精神保健の従事者は，将来の暴力のリスクの評価に関しては，裁判所における専門家としての地位には値しないと述べた（Faust & Ziskin, 1988）。

　1960 年代や 1970 年代は，臨床家が暴力を正確に予測する能力については悲観主義が蔓延していたが，1980 年代や 1990 年代になると，臨床家や研究者はその問題に熱心に取り組むようになった（この説明に関しては Douglas, Macfarlane, & Webster, 1996 を参照）。このような新たな努力をなすべきであるという機運が生じたことには幾つかの理由がある。John Monahan が 1981 年に出版した「暴力行為を予測する：臨床技術のアセスメント」は広範な影響力があった。それによると，この領域で良い研究を実施するには難しい問題が伴うことを指摘した。Monahan（1981, 1984, 1988）の助言に従った研究は，方法論的に過去の研究よりも優れており，その変化は小さいものではあったが，危険性を予測したり，あるいは，少なくとも正確な予測を検出するためのさらに鋭敏な手法を用いることに関しては顕著な改善が見られた。マッカーサー・リスク・アセスメント・スタディ（Monahan & Steadman, 1994；Steadman et al., 1994 参照）と呼ばれる最も体系的で大規模な前方視的調査がいかに多くの重要な情報をもたらすかは，今後，大きな関心事となることは間違いない。カナダや米国における法律の改正によって，リスク・アセスメントの要請がますます高まり，それによって，精神保健の専門家は次第にその仕事に没入する事態となっている（Douglas et al., 1996）。この問題を「危険性を予測する」という概念で表現するのではなく「リスクを評価する」という形にパラダイムシフトすることで（Castel, 1991；Menzies, Webster, & Hart, 1995），環境，状況，社会的な変数を含めた幅広い視野での評価が可能となったのである。臨床家がこのような変数を直接コントロールすることができない以上，結果的に，危険性につい

て「ある，なし」の意見を述べるのではなく，確率を提示するようにならざるを得ないと思われる。もし，そのようになれば，評価する者の責任や義務は限定的なものとなる。従って，このような仕事も以前よりは受け入れがたいものではなくなる可能性がある。最終的に，様々な職種にまたがる専門家は，予測の際に重要と考える要因について意見を集約させるが，同じ臨床家であっても予測の精度には明らかなばらつきがあることを示す証拠もある (Menzies & Webster, 1995)。

精神疾患の患者と受刑者の暴力を予測する変数を調べるため多くの論文が発表されてきた (Hall, 1987；Hodgins, 1992；Megargee, 1976；Monahan, 1981；Monahan & Steadman, 1994；Mulvey & Lidz, 1984, 1995)。評価者は，その仕事を始めるにあたって，まず，年齢や過去の暴力などのような歴史的あるいは静的な要因を十分に検討すべきであるというのが一般的なコンセンサスであり (Harris, Rice, & Quinsey, 1993；Monahan, 1981；Shah, 1978)，その後で，臨床的，状況的な要因の解析を行うべきであるとされる。方法論的に質の高い最近の調査研究では，現在という枠組みに含まれるリスク・ファクターを洗練させることを重視している（例えば，Harris et al., 1993；Lidz, Mulvey, & Gardner, 1993；Menzies, Webster, McMain, Staley, & Scaglione, 1994）。Monahan (1981) の影響力の大きかった論文でもそのことが強調されており，彼とSteadmanとの最新の共著でも同様である (Monahan & Steadman, 1994)。この問題について詳細に文献を再度検討したいとお考えの読者は，HCR-20の第1版 (Webster et al., 1995) や他の文献 (Douglas & Webster, in press；Monahan & Steadman, 1994；Mossman, 1994；Otto, 1992, 1994；Polvi & Webster, in press；Webster et al., 1994；Webster, Douglas, Eaves, & Hart, 1997) を参照していただきたい。

対象と目的

このガイドの対象を限定するためには若干の説明が必要である。対象は，

過去に暴力行為を行い，精神疾患もしくは人格障害の存在が強く示唆される者が高率に占められる施設に限定されるべきである。すなわち，司法心理学，司法精神医学，それに関連する専門領域，あるいは，仮釈放や矯正に関わる部局で意思決定に関わることが期待される。他の施設では，この原理や手法は限定的にしか適用できないかもしれない。また，著者は本マニュアルを使用する際には注意が必要であることを申し添えたいと思うし，現段階においては，このマニュアルの主な価値は，その細部よりそれを支持する一般原理にこそあるということを示したい。

著者らが意図したのは，扱いやすい項目数と構造に基づいたマニュアルを作成することであった。臨床や管理上の実務の緊急性を考えれば，過度に複雑な構造では成功する見込みは少ないと思われた。ガイドを作成するに際しては，科学的な知見に根ざし，少数ではあるが重要な複数の専門家のアイディアをまとめ，項目を検証できるように正確に定義し，様々な問題に対し様々な施設で適用できるように記述し，時間的制約の効率性を念頭においてデザインすることなどを主な目標とした。

現在のところ，HCR-20 は覚書もしくは研究の道具と見なすべきである。著者らは，時間をかけて改良，発展させ，標準化されたスケールにできればと思っている。従って，使用に際しては，このツールやこれに関連したツールに習熟した著者あるいは他の専門家に相談するなど十分な注意を払うべきである。

予測精度を高めるための一般原則

予測の精度を高めるためにはいくつかの方法がある。この場合には次に述べるような点を考慮しなければならないが，読者は，Monahan (1981)，Webster, Dickens, and Addario (1985)，Webster and Polvi (1995)，Webster et al. (1994) の文献にも直接当たっていただきたい。

最初に行うことは，求められているものが正確には何かを吟味することである。例えば，どのような状況下でリスク・アセスメントが実施されるのか

考えなければならない。ある環境の元でのリスク（例えば、地域社会における暴力のリスク）は、別の環境でのリスク（例えば、施設収容下での暴力のリスク）とは、必ずしも一致しないことは通説となっている。もし臨床家が自らアセスメントを実施するのに必要な専門的知識がないと思っている場合や、もし、ある特定の事例のアセスメントに自信が持てないような場合には、評価を中止すべきである。また、個人的な専門家としてのバイアスは可能な限り除去しなければならない。例えば、サイコセラピーのために患者や受刑者をみてきた臨床家は、その患者たちに対してリスク・アセスメントを実施するのを拒否しようとするかもしれない。アセスメントの過程そのものが、危険性の「構成要素」となってしまうことがあり（Menzies, 1989；Pfohl, 1978)、この場合、面接におけるたわいもない発言が本来のものと違った意味に解釈されたり、評価者がおそらく独特な理論を持つことによって、ほんの一部の影響を全体のものととらえてしまったりする。アセスメントは適切な状況で行われるべきであるということも重要である。あまりにも急いで、プレッシャーのかかった状態で評価し、一部の情報のみに基づくと、不正確さをまねくことになる。

　アセスメントを実施すべきかどうかを決定するという最初の基本的な段階を経た後、いくつかの重要な項目を考慮し満足させなければならない。アセスメントを取り巻く法的、手続き的な現実がその精度に影響を及ぼす可能性がある。例えば、もし、アセスメントが、患者の退院や刑の終了など、釈放に関与する機関からの命令で、その状況を推し量ることできないならば、評価者が正確な推定を行うことは難しいであろう。

　アセスメントは最新の科学的知見に基づいて考案されるべきである。暴力が小児期の夜尿症、放火、動物虐待の「三主徴」から予測しうるという初期の概念（Hellman & Blackman, 1966参照）は、同時期の研究水準からも支持はされなかったように思われる。現代の公式見解とされる、精神疾患の分類と診断の手引の第4版（DSM-IV；米国精神医学会〔APA〕, 1994）においても、反社会性人格障害は加齢とともに「消失する」傾向があるという

見解には議論の余地があり (Arboleda-Florez & Holley, 1991)，特に，それはサイコパシーの場合に当てはまりにくくなる (Hare, McPherson, & Forth, 1988；Harris, Rice, & Cormier, 1991)。

　リスク・アセスメントは一般的に知られた考え方やツールに従うべきである (Hall, 1987；Kropp et al., 1994, 1995；Webster et al., 1994)。この理由としては，被験者に可能な限り良質の評価を行うということと，倫理的かつ説明可能な方法で正確にアセスメントを実施するということがある。どのような考え方でも絶対的にこうであると断定的に考えるべきものはないが，ひとつ以上の考え方に忠実になることで，明らかな点が見過ごされたり，過小評価されたりすることは確実に少なくなる。特定の考え方が選択された場合には，その被験者が選ばれた母集団に可能な限り近づけなければならない。また，別の点としては，どのような場合でも可能な限り，適切な母集団における暴力のベース・レートを得ておくか見積もっておくことが必要である。このベース・レートはある母集団においてはきわめて低い可能性があるが，それはリスクの最終的な結論を導く際に重要である。リスクに対する結論は特定の母集団における暴力のベース・レートと比較して述べられるべきである（例えば，他の矯正施設の囚人と比較してリスクが低い，同じ，高いなど）。

　アセスメントを実施する際に考慮されるリスク・ファクターの種類や質，さらに，それに一致した重み付けに関していくつかの点がなされなければならない。特に重要なことはヒストリー（歴史）に関することで，これは，臨床要因と状況要因の分析から示される変動に対し錨の役割を果たしている。従って，ヒストリカルな情報については十分に検証されるべきであり，項目のスコアリングや重み付けには二重のチェックが必要である。情報を照合することはあらゆる段階で重要であり (Cormier, 1994)，面接において得られた情報も同様である。被験者の友人や親戚と接触することもしばしば必要となる (Lidz et al., 1993)。また，個人のすべての書類にアクセスすることはもっとも重要なことである。詐病や嘘について評価することもまた重要で

ある (Rogers, 1997)。

　アセスメントにおいて考慮された情報はその問題と関連性がなければならない。医学, 神経学, 他のテストを実施するには, 多大な労力とお金が費やされる。このような精査は議論の余地のないほど正確な事実をもたらすこともあるが, 実際には暴力の予測にはほとんど関連性がないことが少なくない (Haynes, 1985)。他の陥りやすい落とし穴としては, ある要因に過度の重み付けをしてしまうことがある。例えば, 面接である患者が何らかの陳述をした場合, それは有益な場合が多いが, もし, それがヒストリカルや他のクリニカル, あるいは状況的な要因を犠牲にして強調されすぎてしまうと, 結論を誤った方向に導いてしまうことがある。二つめの例は, 個人の主要精神疾患の生涯の既往歴を過度に信頼してしまうことである。この項目は予測因子として使用するにはそれ自体に制約がある。確かに, ある種の生涯の診断名 (例えば, 統合失調症) が暴力の可能性を高めることに関与しているとは言えるが, 現在の症状を評価することも重要である (Douglas & Hart, 1996 ; Link & Stueve, 1994 ; Monahan, 1992 ; Monahan & Steadman, 1994)。ほとんどのDSM-IV (あるいは, DSM-IIIやDSM-III-Rなど) の診断名が暴力行為と常に強く関係しているという証拠はほとんどない。高い技術をもつ精神保健の専門家でさえ暴力と精神障害との関係を過度に強調してしまうことがある (Quinsey, 1981 ; Teplin, Abram, McClland, 1994)。

　上記の点がリスク・アセスメントを実施する際に適切に処理されれば, 最終段階におけるアセスメント戦略により, さらに誤りを減らせる可能性がある。予測は特定の時期に特定の期間内で実施されるべきである。また, どのような種類の結果が起こりうるか記述しておくべきある。長期にわたり, 暴力に対する幅の広い曖昧な予測を提供しておけば, ある程度, 予測としての役割は果たすかもしれない。しかし, 短期と長期の両方の予測を伝え, どの要因がどの段階のリスクの原因となり, また, 緩和するのかを説明できれば, もっと有用であるし正確である。実際, 条件付きの予測は推奨されている (Mulvey & Lidz, 1995)。さらに, 予測は二者択一のような方法ではな

く，確率を用いて表現されるべきである（Webster, 1984）。

特に，困難でまれな事例では，セカンドオピニオンを利用すべきである。別の専門家が新しい視点を与えてくれ，以前よりも理解しやすい視点で予測要因が解明されることもある。状況によっては，保険数理のアセスメントで示されてきた事実から離れて考える必要も生じるかもしれない。しかし，このようなことを決める際には十分正当な理由があることが重要である。

アセスメントの結果を伝える際には，裁判所，審査会，仮釈放委員会などからの誤解を最小限にするために書面で報告することが重要である。報告書を書く際には HCR-20 の過去，現在，未来の構造を残しておくことを勧める。ヒストリカルの項目には，その個人の指標犯罪，犯罪歴，精神科受診歴，家族歴，教育歴，職歴，その他関係する履歴情報の概説が含まれる。クリニカル項目には，事件や犯行当時のその個人の精神状態，さらに，現在の診断名，症状，リスクに関係する他の臨床的要因が含まれる。3番目の項目は，通常は治療計画を提案するもので，暴力のリスクを許容内で管理するには，どのようなサービスや支援がその個人に必要かを提示するものである。報告書の最後のセクションでリスク・アセスメントを総括して終える。このセクションは，先行するページで述べられた分析に基づき，報告書を受け取った人が理解できるように論理的な説明を用いて詳細に記述すべきである。確率を用いて予測を行う場合には，想定している期間を明記するとともに，状況や環境，標本の暴力のベース・レートによってその予測が変わる可能性のあることも明記すべきである。HCR-20 の現在の状況を考えると，確率は「低度」，「中等度」，「高度」のように記述すべきで，確固たる正当性がない以上，具体的なパーセンテージを示すことはできない。

HCR-20 の構造

HCR-20 は暴力行為に対するリスク・ファクターのチェックリストのひとつである。これは 20 項目から成り立ち，10 の過去（「ヒストリカル」）の要因，5つの現在（「クリニカル」）の変数，そして5つの未来（「リスク・マ

ヒストリカル (過去)	クリニカル (現在)	リスク・マネージメント (未来)
H1. 過去の暴力	C1. 洞察の欠如	R1. 計画が実行可能性を欠く
H2. 最初に暴力を行った時の年齢が低い	C2. 否定的態度	R2. 不安定化要因への暴露
H3. 関係の不安定性	C3. 主要精神疾患の活発な症状	R3. 個人的支援の欠如
H4. 雇用問題	C4. 衝動性	R4. 治療的試みに対する遵守性の欠如
H5. 物質使用の問題	C5. 治療に反応しない	R5. ストレス
H6. 主要精神疾患		
H7. サイコパシー		
H8. 早期の不適応		
H9. 人格障害		
H10. 過去の監督の失敗		

図1 HCR-20

ネージメント」)の問題から構成される(図1を参照)。

　HCR-20の重要な点は過去, 現在, 未来に関連した変数が含まれていることである。ヒストリカル, もしくは静的と表現される要因は, 現在のクリニカル及び未来のリスク・マネージメントの変数と結びつけられ重み付けがなされる。この構造についてはHCR-20の第1版(Webster et al., 1995)で発表された最近の文献の総説や他の出版物(特に, 印刷中のDouglas & WebsterやWebster et al., 1997を参照)にも示されている。

HCR-20に関する研究

　1997年5月までに完了したHCR-20に関する研究を以下に報告する。多数の大規模研究プロジェクトが矯正, 司法精神科, 一般精神科の施設で進行

中である。これらのうちのいくつかは前方視的な方法をとっており，これまで以上にHCR-20を活用する際の良好な指標を提供してくれると思われる。

矯正施設：Douglas, Webster, and Wintrup (1996) は，HCR-20 (第1版) のヒストリカル (H) 項目とクリニカル (C) 項目の評定者間信頼度と依存的妥当性について，カナダの州立刑務所の72名の受刑者の標本を用いて調査した。すべてのデータはファイルから後方視的にコーディングされた。二つのサブスケールを合わせた2名の評定者間のピアソンの相関係数は＋.80であった。この研究でのスコアの総計は，リスク・マネージメント (R) 項目を除外したため，40ではなく，30までであった。Hスケールと過去の暴力犯罪歴の数との相関 (H1の「過去の暴力」は解析から除外) は，＋.52であった。Cスケールと過去の暴力の間の相関は依然として中等度ではあったが，やや弱く＋.31であった。この二つのスケールを合わせたものと過去の暴力との相関は＋.44であった。

HCR-20の上に述べた二つのスケールは，Hareの改訂版サイコパシー・チェックリスト (PCL-R；Hare, 1991) と，暴力のリスク・アセスメント・ガイド (VRAG；Rice & Harris et al., 1995) と後に改称されたリスク・アセスメント・ガイド (RAG；Harris et al., 1993) からの20項目の得点とも相関していた。HCR-20の総得点はVRAG (＋.54) とPCL-R (＋.64，H7の「サイコパシー」は解析から除外) とかなり強く相関しており，Hスケールでも同様であった (VRAGで＋.61，PCL-Rで＋.54)。Cスケールはこれらのツールとは強い相関はみられなかった (VRAGで＋.28，PCL-Rで＋.47)。VRAGとPCL-Rは＋.61の相関がみられた。VRAGは過去の暴力と＋.44の相関があり，PCL-Rでは＋.34の相関がみられた。

この矯正施設における研究はHCR-20の基準とはならないが，HCR-20が暴力と関連していることを示している。もちろん，この関係は過去の暴力との相関によって示されているのであって，将来の暴力によってではない。そのようなことから，この研究はHCR-20の有用性を検証する強力な試験とまでは言えない。それにもかかわらず，HCR-20は少なくともこれまで大

規模かつ包括的な研究手法をとってきた VRAG や PCL-R と同程度に強く過去の暴力と関係していたのである。

司法精神科施設：Wintrup（1996；さらに，Douglas, Webster, Eaves, Wintrup, & Hart, 1996 を参照）は後方視的に 1986 年に司法精神科保安病院を退院した 80 名の司法精神科患者の標本を評価した。全患者は退院前に PCL-R による評価も受けていた。HCR-20 と PCL-R の両者は，その後の地域社会での暴力についての測定結果では，+.30 以下の相関しか示さなかった。HCR-20 のスコアは司法精神科病院への再入院を予測し（+.38），その後の精神科病院への入院を予測した（+.45）。PCL-R はこの結果と比べて強い相関がみられず，それぞれ，+.25 と +.36 であった。また，H の変数は C と R の変数を上回る傾向がみられた。

一般精神科施設：Douglas（1996）は一般精神科施設に強制入院した 200 名の患者の書類を用いて HCR-20 と PCL-R のスクリーニング版（PCL:SV; Hart, Cox, & Hare, 1995）をコーディングした。これらの患者は全員地域社会に退院し，平均 2 年間追跡された。地域社会での暴力は，精神科病院への再入院，同地域に 12 以上ある一般病院精神科病棟への入院，矯正局との接触から見いだした。評定者間信頼度は書類を無作為に選んだ 10%（n=20）について算出した。H スケールについては，ピアソン相関係数を用いた評定者間の信頼度が .89 であり，C スケールについては .72，R スケールについては .81 であった。HCR-20 全てのスケールでは .82 であった。

HCR-20 の総得点，および，それぞれ 3 つのスケールの得点と暴力との関係は，受信者動作特性 Receiver Operating Characteristic（ROC）分析を用いて測定された。平均すると，エフェクトサイズは中から大で，暴力犯罪（全ての暴力や再入院の際の暴力などとは異なる）を計測した際には最大となる傾向がみられた。回帰分析の結果，H と R スケールがほとんど常に暴力に関係していた。HCR-20 と PCL:SV との間の関係では，HCR-20 は PCL:SV を上回っていた。この研究で特筆すべきは，C スケールの得点が退院時よりも入院時に顕著に高いということであった。このことは予期された

ことではあったが，HCR-20は，治療の結果，リスクが減じるのを評価できる有用な手段であることが示された。

Klassen (1996) は，H の 10 項目と PCL:SV の 12 項目を用いて，急性期の精神科閉鎖病棟における患者の暴力を予測した。これは 50 名の患者を対象とした前方視的研究であった。入院病棟での暴力は「明白な攻撃性スケール」Overt Aggression Scale (OAS；Yudofsky, Silver, Jackson, Endicott, & Williams, 1986) に従って定義された。HCR-20 の H スケールの内的一貫性に関しては，Klassen はクローンバックのアルファが .73 と十分な値であることを報告している。評定者間信頼度は評価されなかった。

暴力と HCR-20 の関係については，H 項目（H 9 の「人格障害」は暴力との負の相関 − .34 がみられたため除外した）と暴力の相関は測定手法を変えても，統計的に性の影響をコントロールしてもおよそ＋ .30 であった。個別項目については，物質乱用とサイコパシーはもっとも強く暴力に関係していた。なお，暴力には言語的な攻撃性を示す行為，自己に向かう攻撃性，他人や物に向かう攻撃性が含まれていた。PCL:SV も同様に実施されたが，病棟内の暴力との相関は＋ .26 であった。PCL:SV のパート 2 はサイコパシーの行動面を測定するが，それは，PCL:SV の総得点，もしくは HCR-20 の H の得点よりも病棟内の暴力との相関はより強かった（＋ .33）。

まだ十分な数のデータが蓄積されているとは言い難いが，現在のデータから，HCR-20 は十分な信頼性があり，矯正施設，司法精神科施設，一般精神科施設の患者が施設内あるいは地域社会で示す暴力行為と中等度もしくは高度に関係している可能性が示唆された。しかし，これらの主張は妥当性研究が進行中もしくは計画中であることを考えれば条件付きであるとも言える。

実施方法

今日の研究では，リスク・アセスメントを実施する際には複数の情報源が必要であることが明らかになっている。このように，我々は通常の心理学的アセスメントと同様に，複数手段によるアセスメント戦略に類似した手続き

をとることを推奨する。また，事前に入手できる全ての書類を徹底的に注意深く検証しなければならない。書類には心理士，精神科医，ソーシャル・ワーカー，警察，検察，看護士，他の専門職種者による報告書やカルテが含まれていることが望ましい。通常は，これらの情報はクライアントに面接し，テストするための基礎資料とする。

　HCR-20を使用するほとんどの状況では，その個人との面接が可能なのではないかと思われる。読者は，多くのリスク・アセスメントが実施される司法システムにおいては，クライアントから新事実が明らかにされることが少ないことに気がつくであろう。しかし，新しい情報を獲得するためだけではなく，その人物についての既知の情報と，評価者が思い描いている人物像との間に矛盾がないかについても評価するために，詳細な面接を行うことを勧める。「否定的態度」（C 2）あるいは「治療に反応しない」（C 5）のようないくつかのHCR-20の項目は，それ自体，診断的であるかもしれない。評価者は一貫性を確保するため何らかの構造化もしくは半構造化された理論体系（スキーム）を構築したいと思うかもしれない。このことは特に研究目的のために重要である。

　被験者が何かを明らかにすることで「自らを有罪にしよう」としているのであって，「自らを有利に導こうしている」のではないような場合にも，我々は，項目の採点にあたって，被験者からのありのままの自己報告をもらって，それを用いることを推奨したい。刑事あるいは司法精神科の施設では，多くの者が他人に及ぼした危害の程度や間違った行為に対する責任の程度，あるいは過去に危害を及ぼすような振る舞いをしたかどうかについて矮小化しようとする。通常，自分に都合の悪い情報を誇張しようとする場合，自分を傷つけようとする以外には他に理由はないであろう。従って，もし被験者が記録にない過去の暴力について話した場合には，それはHCR-20の関連項目でスコアリングすべきである。しかしながら，もし彼らがそのような過去の行為を否定した場合には，評価者は，裏付けとなる証拠がないまま，ある項目に，あたかも暴力事件がなかったかのような点数をつけるべき

ではない。このような面接および採点手法はPCL-Rの実施方法と類似している。

　構造化もしくは半構造化された臨床面接の考え方は，精神疾患，人格障害，物質乱用に関連したHCR-20の項目のいくつかを評価するのに役に立つ可能性がある。同様に，人格目録は，「物質使用の問題」（H 5），「主要精神疾患」（H 6），「人格障害」（H 9），「否定的態度」（C 2），「主要精神疾患の活発な症状」（C 3），「衝動性」（C 4），「治療に反応しない」（C 5）の評価の際に有用な情報を提供してくれる可能性がある。研究の中で標準化されたツールを使うことでデータの質が改善されるのはほとんど必然的なことである。

　ほとんどの場合，書類の検証，面接，テストを行えば，HCR-20は十分完了させることができる。しかし，特に，リスク・マネージメントのセクションについては，治療や社会復帰の計画に責任を持っている者にコンサルテーションを求めることが必要となるであろう。以前の担当のケース・マネージャー，ソーシャル・ワーカー，保護観察官，保護司と，被験者を過去に釈放したことがどの程度適切であったかについて話し合うのも重要である。場合によっては，被害者と面接することが有用な場合もある。事例によっては別の側副情報を求めなければならないこともある。

　評価者は参考にした情報源，参考にしなかった情報源（その理由を説明），参考にできなかった情報源についてすべて報告書の中に記載すべきである。

使用者の資格

　HCR-20を適切に実施し，コーディングするためには，かなりの専門的な技術と判断力が必要である。使用者は少なくとも次のような資格を有しているべきである。

1. <u>個別アセスメントを実施できる専門的技術を有していること</u>。使用者は，標準化されたテストの実施や解釈，精神障害の診断に関して，面接技術のトレーニングを受け，面接経験を有していなければならない。

2．暴力の研究について専門的知識を有していること。使用者は暴力の特徴，原因，マネージメントについての専門的な研究を熟知していること。

　この領域において必要とされる専門的技術や知識の程度は，HCR-20 が使われる目的，HCR-20 が使われる法区域内で適用される法律によっても異なる。HCR-20 が臨床目的で使われる場合，すなわち，治療場所，治療，個人のマネージメントの決定に用いる場合，使用者には高度な専門技術が必要であり（例えば，学士レベルの大学課程にある者，あるいは他の特別な教育トレーニングを受けている者，スーパーバイズを受けている現場経験者），専門家として必要な資格認定証を持っているべきである（例えば，個別アセスメントの実施に資格認定をしたり，免許を与えたり，法的に認定されていること）。一方，HCR-20 を研究目的で使用する場合には，（上記のような）資格を有していない者が実施しても差し支えないであろう。しかし，無資格者が実施する場合には，研究に参加している者に対する倫理的扱いについて責任を担う有資格者からのスーパーバイズを受けるべきである。

　HCR-20 のいくつかの項目は直接精神障害に関係する要因を評価する（例えば，H 5，H 6，H 7，H 9，C 3）。これによって HCR-20 の臨床的な使用について問題が生じる。精神科診断を実施するのに必要とされる資格認定証を持たない使用者は，以下の場合を除き，これらの項目をコーディングする法的な資格がない。

1．正式な認可を受けた専門家のコンサルテーションやスーパービジョンの元で，項目をコーディングする。
2．既存の精神科診断のアセスメントの結果を参照して項目をコーディングする。
3．結果を正式な認可を受けた専門家が確認するという約定書の元に暫定的に項目をコーディングする。
4．これらの項目を完全に省略し，省略によってリスクの最終的な判断が限定されるということを約定書に記す。

概観　17

　ある状況においては，アセスメントを実施する責任が複数の異なった専門家の間で分けられる可能性がある。例えば，精神科医は主要精神疾患の評価をし，心理士が人格障害と知的機能を評価し，看護士，ソーシャル・ワーカー，保護観察官が社会復帰計画を評価する場合である。HCR-20 では，数名の独立した専門家が提出した報告書を元にコーディングすることは許容されるし，むしろ望ましいものと思われる。しかし，臨床目的では，十分な資格を持った使用者が，情報を照合し，同意を記録し，最終的なコーディングを決定する責任を持たなければならない。

　終章であらためて述べられることではあるが，研究者や臨床家と協力して仕事をする者は，はじめに，HCR-20 の項目の意味とそれらが使われる手続きの性質の両者について十分な時間をかけて議論する必要がある。このような議論は「迷走」を避けるためにも長期にわたって続ける必要がある。

HCR-20 のコーディング

　HCR-20 のコーディングに際し，評価者は二つの判断をする必要がある。最初に，項目レベルで，評価者は 20 の個別のリスク・ファクターのそれぞれが存在するかしないかを判断しなければならない。第 2 に，評価者は項目レベルの情報を暴力のリスクに関する総括あるいは最終的な判断に至るように統合しなければならない。我々は評価者が何らかの標準化された枠組みを用いてその判断を記録することを推奨する。我々はこの目的のために「HCR-20 コーディング・シート」と呼ばれる書式を作成した。その見本はマニュアルの最後に掲載してある。コーディングでは，評価者がアセスメント過程における環境（施設内での暴力のリスクを評価するのか，地域社会における暴力のリスクを評価するのか）や，HCR-20 を用いて再評価する必要があるのかどうか（最後のアセスメントの後リスクがどのように変化したのかを評価する）を考慮することを求めている。後に明らかになると思うが，特定のコーディングの手続きには，アセスメントが臨床目的なのか，研究目的なのかによって大きく変わるものもある。ここで，これらの問題について

詳細に議論していくことにする。

コーディングする項目：項目は，リスク・ファクターが存在するかどうかの確実性に従い，3件法のスケールでコーディングされる[注1]。

「0」は収集されたアセスメントの情報に従って，リスク・ファクターがない（あるいは，言い換えれば，リスク・ファクターが存在するということを示唆する情報がない）ということを示している。「1」はリスク・ファクターがおそらく，あるいは部分的に存在するということを示している。すなわち，アセスメントの情報によれば，決定的とは言えないまでも，その存在に対する何らかの証拠があるということを示している。「2」は，リスク・ファクターが紛れもなく，あるいは明らかに存在するということを示している。もし，与えられた項目に関する情報がない場合，あるいは，もし情報が全く信頼できないと考えられる場合，その項目は省略される。しかし，この手段は慎重に用いるべきである。コーディングの考え方を以下にまとめておく。

0	なし—この項目は全く存在しない，もしくは，該当しない
1	おそらく—この項目はおそらく存在する，もしくは，限定された場合にのみ存在する
2	ある—この項目は確実に存在する
省略	不明—この項目が存在するか，しないかについて判断できる確実な情報がない

総括あるいは最終的な判断：我々は評価者が単純な3点法スケール（HCR-20 コーディング・シートを参照）を使って暴力のリスクに関する最終的な判断を行うことを推奨する。すなわち，「低度」は，評価者がその個

注1）ここでいう3件法とは Hare（1991）の PCL-R を得点化するために用いられた方法に基づいている。PCL-R での経験から，評価者に特定の症状あるいは項目にさらにきめ細かな判断（例えば，4，5，7点法のスケールを用いる）を求めてもあまり利するものはないことが示されている。

人の暴力のリスクがないか非常に低いと考えていることを意味しており，「中等度」は，評価者がその個人の暴力のリスクはいくぶん高まっていると考えていることを意味しており，「高度」は評価者がその個人の暴力のリスクは高い，もしくは非常に高まっていると考えていることを意味している。おおざっぱであることは認めざるを得ないが，このような単純なコーディングは他の意志決定者には容易に理解でき，行動に移すことができる（Monahan & Steadman, 1996 参照）[注2]。

全ての状況に適切な総括もしくは最終判断に到達するための手法を特定することは不可能である。研究目的には，HCR-20 を保険数理スケールとして使うことが可能で，数値項目コードを単純に合計し，H の得点は 0 から 20，C と R の得点は 0 から 10，総合得点は 0 から 40 の範囲となる。もし，項目が省略された場合には，これらの得点は比例配分されなければならない。比例配分は，項目が多数省略された場合には推奨されない。例えば，H 項目であれば 2 項目以上，C あるいは R 項目であれば 1 項目以上，全体で 5 項目以上の場合である。個別項目の微分による重み付けは推奨できない。というのもこの手続きによって予測の精度が改善するという信頼できる証拠がないからである（Dawes, 1982）。しかし，重み付けの問題は，所定の研究においては興味深く重要であると思われる。

臨床目的では，当該のケースのリスク・ファクターの数を集計し，その個人のリスクを低度，中等度，高度と分類するために固定的かつ恣意的なカッ

注2）とられる行動はそのアセスメントが実施された場所や資源の有無に依拠している。一般的に，リスクが低度と判断された場合には，その個人には特別な介入も，暴力のリスクを管理するために計画されたスーパービジョン戦略も必要ないことを意味している。さらに，その個人のリスクの変化を密接にモニターする必要もない。リスクが中等度であると判断された場合には，その個人に対してリスク・マネージメント・プランを立案しなければならない。このプランには，少なくともリスクを体系的に再評価する仕組みがなければならない。リスクが高度であると判断された場合には，その個人に対するリスク・マネージメント・プランを早急に立案する必要がある。通常は（最低でも）監督レベルを高める助言者を配置し，その個人を治療資源の最優先リストに載せ，定期的に再評価するための予定を組む。

トオフを用いることはほとんど意味がない。他からも指摘されているように（例えば，Dietz, 1985；Kropp et al., 1995），評価者が単一のリスク・ファクターの存在に基づいて被験者の暴力のリスクが高度であると結論づけるのは可能でありかつ合理的である。例えば，リスク・ファクターが「主要精神疾患の活発な症状」（C 3）であり，この症状が，被験者が自ら陳述する殺人や性的サディズムの空想に基づいた行動に関与している場合がそうである。同様に，極度にサイコパシーの特性が強い（「サイコパシー」，H 7）場合も，評価者が敢えて被験者はハイリスクであると結論づけることは可能である（Hart & Hare, 1996）。また，被験者がローリスクであるという結論を出さざるを得ない要因も存在する（例えば，重度の身体障害，昏睡状態）[注3]。

　包括的なリスク・アセスメントの必要性がないことを示す要因が見あたらない場合，概して，リスク判断はそのケースに存在するリスク・ファクターの数に正の単純相関を示しがちなようである。平たく言えば，あるケースに多くの要因が存在すればするほど，暴力のリスクが高いのではないかと評価者が結論するのは理にかなっているということである。しかし，この場合においても，評価者は慎重でなければならない。存在するリスク・ファクターの数と暴力のリスクの関係は，おそらく明確な直線関係にはない。リスクは，単純に数だけではなく，存在するリスク・ファクターの特定の組み合わせに依拠していると考えられる。要するに，現時点においては，臨床場面での総括や最終的なリスクの判断のために，カットオフ・ポイントを設けるのは，可能でもなく，望ましいことでもない。

　省略された項目は臨床場面では問題となる。比例配分では，HCR-20 の内的一貫性が保たれているということを前提としており，すなわち，その項目

注3）しかし，評価者は暴力が身体の怪我や障害のために不可能であると結論することには慎重でなければならない。重度の身体障害の患者が重大な暴力を行った例がいくつか知られている。例えば，車いすの男性が強姦したり，半盲目の男性が第3者に殺人を依頼した例がある。外傷性脳損傷のように，傷害の中の特定のケースでは，実際に暴力のリスクが増大する場合もある（Bowman, 1997）。

が，当該ケースのある特性（危険性）の指標としても，あるいは，ある事象（暴力）の予測因子としても，ほぼ等しい妥当性を有しているということである。しかし，この前提は支持されない可能性がある。それゆえ，臨床目的では，「省略」した項目は，「0」と同じであるとみなすべきである。この場合，両者はリスク・ファクターが存在することを示唆する情報がないことを意味する。しかしながら，評価者は省略された項目が最終的なリスクの判断の妥当性にマイナスの影響を及ぼす可能性があることを認識すべきであり，特に，被験者の暴力のリスクが低いと判断する場合に注意が必要である。項目が省略された場合，評価者は，もし，十分な情報がそろった場合に，意見が変わるかどうか，あるいは，どの程度意見が変わるのかを意識しながら，適宜，自らの意見を修正しなければならない。

　リスク・マネージメント項目のコーディング：評価者にとってリスク・アセスメントが行われる環境を明らかにしておくことは重要である。HCR-20 コーディング・シートでは，このことは，リスク・マネージメント項目にある「施設内」（施設内での暴力）あるいは「施設外」（地域社会での暴力）にチェックを入れることで解決している。

　地域社会での暴力のリスクを評価する場合には，その個人が地域社会に将来居住することと，リスク・マネージメントの項目がそれに応じて解釈されなければならないことを前提としている。施設内での暴力のリスクを評価する場合には，その個人が施設内で将来も居住していることと，評価者が各項目を解釈する際に必要に応じて修正をしなければならないことである。例えば，「計画が実行可能性を欠く」（R1）のコーディングは，被験者の施設内での治療や管理体制に適応するための計画に焦点を当てるべきである。同様に，「ストレス」（R5）のコーディングも，その個人が施設内に収容されている間に認められる心理社会的なストレス要因に曝される可能性に焦点を当てるべきである。

　アセスメントの反復：これまでのセクションから明らかなように，施設内での暴力に対する個人のリスクに関する判断は，地域社会での暴力に対する

個人のリスクに関するものとは明らかに異なる可能性がある。このために，意志決定の環境が変わった場合にはいつでもリスクを再評価することが重要である。

他の環境における個人を再評価することもまた重要である。時間とともにリスク・ファクターの重大性が変わる可能性も多い。このことは，もともと動的な性質をもつクリニカル・ファクターとリスク・マネージメント・ファクターについて特に当てはまるが，静的なヒストリカル・ファクターについても当てはまる（例えば，地域社会で監督されている間に暴力行為が起きると，H1，H2，H10 を含むいくつかのヒストリカル項目が変わり得る）。我々は暴力に対するリスクは少なくとも 6 ヶ月から 12 ヶ月ごとに再評価するか，そのケースの状況に重要な変化があったときはいつでも再評価することを推奨する。HCR-20 が結果を予測するのと同様に，治療や監督の進捗状況をモニタリングするのにも有用であることが指摘されている。

暴力の定義

我々はここで暴力の定義を提示したい。明確な別の定義も存在するが，行為を暴力的であると同定する際に，我々は過度に包括的であるのも排他的であるのも避けたいと考えている。

このマニュアルの目的のため，暴力は，実際に起きたもの，未遂に終わったもの，人に対する切迫した危害のことを指すこととする。危害の脅威は明確で，はっきりしたものでなければならず（例えば，「お前を殺す」），曖昧に敵意を述べたものであってはならない。暴力は明らかに他人に対して危害を及ぼす行動である。平均的な人に恐怖をもたらす行為は暴力とみなされる可能性がある（例えば，「ストーキング」）。被害者に結果として生じた被害自体は暴力行為を定義する特徴ではない。むしろ，それは行為自体にあると言える。例えば，群衆に銃を放って，誰も傷つかなかったとしても，その人は暴力行為をしたことになる。

また，一般的な意味で，刑事ないし民事的制裁を受けるほど深刻な行為

や，それによって，加害者が告訴されるような行為は，暴力と見なされるべきであり，このような行為ほどは深刻でない行為は暴力と見なされるべきではない。

全ての性的暴行は暴力行為と見なされるべきである。評価者は，Boer et al. (1997) を参考にすることを勧める。彼は，性的暴力を，合意を得てない人もしくは合意を得ることができない人との，実際に起きた性的接触もしくは未遂の性的接触であると定義した。

これらの定義に基づいて，暴力と見なされるべき行為の例としては，平手打ち，殴打，蹴り，嚙み付き，引っ掻き，他の方法で他人に暴行を加えることがあげられる。暴力のあまり明確でない例としては，他人に害を及ぼす脅迫のために行った誘拐，放火，危険運転があげられる。暴力と見なすべきではない行為としては，危害の脅威を伴わない侮辱，人に害を及ぼす可能性がない所有物の損壊，他人に触れるなどの非常に軽微な例があげられる。他にも暴力と分類されうる無数の行為があり，また暴力と分類されるべきではない無数の行為があることに留意すべきである。我々はここに2，3の例をあげるに過ぎない。

上記の定義によって分類された暴力から除外された行為に加えて，我々は暴力の定義からいくつかの行為を明確に除外している。動物に対する行為は，それが他人に恐怖をもたらしたものではない限り暴力とはみなされない。正当防衛あるいは他人を防衛するための行為は，暴力の程度が攻撃する者を抑えるのに必要かつ十分であると合理的に判断される場合において，暴力とはみなされない。スポーツイベントで生じるような合意の上での攻撃的行為も，それがそのスポーツのルール内で行われる限り暴力とはみなされない。

HCR-20 と関連するツール

我々が著者として頻繁に受ける質問のひとつとして，HCR-20 が，VRAG (Harris et al., 1993；Rice ，1997 も参照) や ASSESSLIST と呼ばれる臨

床スケールを含む「暴力予測スキーム」Violence Prediction Scheme (VPS；Webster, Harris, Rice, Cormier, & Quinsey, 1994) のような他に開発され発表されたツールよりも優れているのかどうかというものがある。VRAG は 600 名以上のハイリスクの司法精神科患者を 7 年以上にわたって研究して得られた実際のデータに基づいており一考を要する。このことは，対象とする母集団が Harris et al. (1993) によって調査されたものと近い場合には特にそうである。確かに，VRAG の適用範囲は関連する標本を体系的に試験することで広げることが可能である。評価者は合理的に考え抜かれたいくつかの種類のツールあるいは複数のツールを組み合わせて用いる必要性があり，それらは信頼性と妥当性の評価に役立つはずであるというのが我々の主張である。要約すれば，重要なことは体系的な研究を行うということである。

ヒストリカル項目

　著者らは，少なくとも現状においては，ヒストリカル・データはリスク・アセスメントの基盤になるべきものである強く信じている（Webster et al., 1994, p.64）。一般的な臨床施設において，比較的少数の歴史的変数に基づいた予測は，一般的に詳細な情報に基づいたものと同等か，それ以上に正確である（例えば，Dawes, Faust, & Meehl, 1989）。また，同じことが，司法精神科施設においてなされた予測についても当てはまる（例えば，Monahan, 1981）。

　臨床家の中には，HCR-20などのようなツールが強調しているヒストリカル・リスク・ファクターの重要性に同意しない者もいる。しかしながら，多くのH項目（例えば，精神疾患の診断，人格障害の診断）は実際に臨床的アセスメントの結果であることを思い出す必要がある。我々が「ヒストリカル」と使っている用語は，これらの項目の一時的な安定性を反映しており，生来的に静的なものになる傾向があるということを意味している。それらが全て変化しない，個人の帰属的な特性（例えば，人口統計学の変数）や過去の出来事のみで構成されているということではない。

項目 ヒストリカル

H1. 過去の暴力

　Monahan (1981) は「予測の領域で他のもの全てを覆い隠す一つの発見があるとするならば，それは将来の犯罪の確率が過去の犯罪行為に伴って増大するということである」ということを指摘している (p.104)。Baxstrom 調査 (Steadman & Cocozza, 1974) と Dixon 調査 (Thronberry & Jacoby, 1979) が示した事実はこのことを強く示唆する。そのような観察は，裁判所から危険性について業務の一部として簡潔な評価を求められた個人レベルの研究 (Menzies & Webster, 1995 ; Sepejak, Menzies, Webster & Jensen, 1983) や，緊急入院の短期間の研究においても支持されている (Blomhoff, Seim & Friis, 1990 ; Convit, Jaeger, Lin, Meisner, & Volavka, 1988)。Klasssen & O'Connor (1994) は「現在までの事実に基づけば，実質的に犯罪歴は将来の暴力を予測すると期待されている」(p.233) と述べている。現在のところ，著者らは，以下に与えられている3種類のカテゴリーに個人を分類する際に，明らかに主観性が関与しうることは承知している。行為そのものは必ずしも全てを物語っているわけではなく，攻撃する者と同様に被害者の「意図していること」も考慮しなければならないであろう。

コーディング

0	過去に暴力がない
1	おそらく／あまり深刻ではない，過去の暴力（1度か2度の中程度の暴力行為）
2	明らかな／深刻な，過去の暴力（3回以上の暴力行為，あるいは，深刻な暴力行為）

　評価者はp.22－23にある暴力の定義を参照することを推奨する。ここに示した採点の考え方は，過去の暴力の密度を把握することを目的としている。このため，得点を決定するために，過去の暴力行為の回数と過去の暴力の深刻さが組み合わせられている。中程度あるいはあまり深刻ではない暴力の行為とは，平手打ち，押すこと，被害者に重大あるいは恒久的な傷害をもたらしそうもない他の行為のことである。深刻な暴力行為としては，死亡あるいは重大な傷害を引き起こしたり，あるいは被害者の身体に障害を残すようなものがあげられるが，必ずしもこれらに限定されるものではない。

　これまで生じた全ての暴力は評価の時点も含め「過去の暴力」に含めること。これには指標犯罪，拘留中や入院中の暴力，面接中の評価者に対する暴力も含まれる。

H2．最初に暴力を行った時の年齢が低い

　最初に暴力を行った時の年齢が低ければ低いほど，その後の暴力行為の可能性が大きくなるということは良く知られている（Harris et al., 1993；Lattimore, Visher, & Linster, 1995；Steadman et al., 1994；Swanson, 1994)。

コーディング

0	40歳以上で初めて暴力行為が認知された
1	20歳から39歳の間に初めて暴力行為が認知された
2	20歳未満で初めて暴力行為が認知された

　これらの年齢の区分は明らかに恣意的なものである。一般的に，最初の暴力の年齢が低ければ低いほど，将来の暴力の可能性が高くなることは承知している。評価者には被験者が最初に暴力を行った際の年齢と評価時点の年齢を記録することを奨励する。こうしておけば，研究のために，年齢のカテゴリーを上記のものとは別に定義することが可能である。

　年齢は，最初の暴力事件として認知された日を考慮して確定し，指標犯罪，あるいは評価の日を用いないこと。もし，暴力行為と認められるものがない場合には，得点は0となる。

ヒストリカル項目

H3．関係の不安定性

　ソーシャル・サポートは暴力犯罪に対して保護的に作用すると一般的に言われている（Klassen ＆ O'Connor, 1994；Swanson, 1994）。このことは Harris et al. (1993) においても確認されており，「婚姻歴がない者」はその後の暴力に＋.18相関した。Klassen & O'Connor (1988) は，未婚と暴力との関連にも言及している。血縁関係内で暴力的な男性は血縁関係外においても暴力的である可能性が高まる（Gondolf, 1988；Saunders, 1992）。もちろん，「婚姻」は「体裁の良さ」，「受容性」，「責任を負う能力」などのような多くの他の要因と関係した変数であることは理解しておかなければならない。

コーディング

0	比較的安定し葛藤のない関係様式
1	おそらく／あまり深刻ではない，不安定かつ／または葛藤的な関係様式
2	明らかな／深刻な，不安定かつ／または葛藤的な関係様式

　この項目は，「恋愛」関係，親密な関係，肉体関係のある関係にのみ適用され，友人や家族との関係は除外している。この項目は，その個人が安定した長期的な関係を形成し維持する能力のある証拠を示しているかどうか，そして，機会が与えられたときにそれに関わるかどうかをみている。「不安定性」は幾つかの方法で示される。すなわち，短期間の関係が多い，いかなる関係も認められない，長期的な関係において葛藤が存在するなどである。

　婚姻あるいは親密な関係に，深刻かつ持続的な暴力が高い水準で認められるのであれば，このような関係はまさに並大抵のものではないことはきわめて明白である。この項目では，そのような関係は，「高い葛藤のある」ものとみなされる。この領域に関しては，さらに具体的なアセスメントが必要となる可能性がある。この場合，「配偶者暴行・リスク・アセスメント・ガイド」Spousal Assault Risk Assessment Guide（SARA；Kroppら，1995）を参考にすることが有益であろう。SARAはHCR-20とほぼ同一の方針に沿っている。

H4．雇用問題

　再犯に対する一般統計によれば，収入の程度と仮釈放時の行為（Monahan, 1981），失職と一般犯罪の再犯（Andrews & Bonta, 1995）には関連があることが示されている。このことが精神障害を有する対象者に関しては当てはまらないとする特別な理由はない。Menzies & Webster（1995）は，精神障害犯罪者の標本の中で，逮捕時の失職が，その後の暴力を予測する多数の要因から選ばれた4つの変数のうちの一つであることを見出している。Harris et al.（1993）の観察によれば，雇用問題は12の強力な予測因子には含まれなかったが，7年の追跡調査期間中に暴力犯罪を再犯した男性は，マッチングされた対照群よりも50％ほど雇用期間が短いとされた。Andrews & Bonta（1995）は，雇用問題が一般の再犯に関係していると報告している。

コーディング

0	雇用問題はない
1	おそらく／あまり深刻ではない，雇用問題
2	明らかな／深刻な，雇用問題

　この項目で高得点を得るのは，正当な雇用を求めようとしなかったり，あるいは，短期間に何度も職を変えていたり，頻回に解雇されたり，辞めたりする者である。この項目の主な焦点は雇用問題の有無である。評価者はある限定された環境によって得点が2点から1点や0点に減少することになるかもしれないことを考慮する必要がある（例えば，経済的要因，あるいは身体ないし精神の障害が雇用を妨げている場合）。しかしながら，評価を行う者は，このような配慮を控えめにする必要がある。それはこの項目が雇用の可能性よりもむしろ雇用の問題に焦点を当てているからである。福祉施設での仕事の経験やプログラムへの参加もこの項目に入れることを考慮する必要がある。我々は，中等教育後の各種学校も雇用に含めている。

　この項目は，少数の事例では無意味な場合もあり，その場合，省略すべきである。例えば，17歳の，学校を卒業したばかりの者が，仕事の経歴をもてる機会はほとんどか全くないであろう。

　これは歴史的な項目のひとつであるから，公式の雇用状態の最近の変化は注意深く考慮すべきである。例えば，15年の雇用問題の既往を有する人物が，政府によって「雇用に適さない」と見なされたために，最近，障害年金を確保したような場合，この項目には2点が依然として該当するであろう。

H5．物質使用の問題

　臨床家は，経験に基づいて，物質乱用と暴力行為とに関連があると認識することにほとんど困難を感ずることはない。この変数は，Harris et al. (1993) の研究において有意であることが証明され，他の最近の総説 (Klassen & O'Connor, 1994) においても重要な要因の一つとして確かに認められている。Swanson (1994) は，大規模な多施設による，疫学的管轄区域 Epidemiological Catchment Area (ECA) プロジェクトにおいて，物質乱用の診断を有することが精神障害の診断を有することよりも暴力とずっと強い関連を生じることを報告した。実際，全ての変数を検証した結果，それが暴力行為と最大の関連を有していた。他の研究においても多様な標本集団において物質使用と暴力の間の関係性が指摘されている (Bartels, Drake, Wallach, & Freeman, 1991；Blomhoff et al., 1990；Hodghins, 1990；Hoffman & Beck, 1985；Taylor, 1985；Yarvis, 1990)。

コーディング

0	物質使用の問題はない
1	おそらく／あまり深刻ではない，物質使用の問題
2	明らかな／深刻な，物質使用の問題

　我々は処方薬の不適切な使用も乱用の中に含めている。揮発性溶剤やシンナーなどのような他の物質の使用も含めている。物質乱用あるいは依存の精神医学的診断は厳密になされなければならないが，それらがあるというだけで，裏付けなしに2点を与えることはできない。評価者は，物質が原因となって健康，雇用，娯楽，対人関係の領域において機能的な障害が存在していないかどうかに留意する。例えば，これらに限ったことではないが，仕事に遅れる，他人に慣る，ひどい二日酔い，運転あるいは仕事中に集中できない，物質の摂取のために雇用を維持し求職することができない，酒気帯びで仕事する，飲酒運転で罰金を受ける，物質の摂取のために対人関係に問題がある，物質関連の事件で逮捕されたことがある，問題が生じているという明らかな証拠があるにもかかわらず問題を否認することなどがあげられる。物質使用の問題には，物質使用の結果による神経学的損傷（振戦せん妄，アルコールもしくは薬物精神病，重度の記憶障害等）も含まれる。

H6．主要精神疾患

　Monahan は 1981 年の著書の中で，精神障害は暴力と無関係であると明言した。しかし，彼はごく最近ここ 10 年間のこの主題の文献を読み返し，今では，「ここ数年の膨大な数の臨床研究が示しているように，精神障害は暴力の発生に強固かつ有意なリスク・ファクターである可能性が高い」(Monahan, 1992, p.519) と断言した。Swanson (1994) の ECA 調査も精神障害，特に，統合失調症と躁病が地域社会での暴力に対する強いリスク標識であることを見出した。Hodgins (1992) は，全住民に基づいた説得力のある研究データを収集し，主要精神疾患が生涯の暴力の確率を増加させることを示した。Douglas & Hart (1996) は，計量的な総説において主要な精神病性障害の存在は人が暴力的に行動するオッズ比を実質的に高めることを見出した。年齢が疑いなく暴力と複雑な関連があるのと同様に，妄想 (Talor et al., 1994) や幻聴 (McNiel & Binder, 1994) のような主要精神疾患の多くの特徴も暴力と関係している。しかしながら，暴力と精神疾患の間に関係があるからといって，精神疾患を有する大多数の人々が暴力的に振る舞うわけではないという事実が否定されるわけではなく，例えば，男性であること，低年齢，社会経済状態の低さなどの変数を組み合わせたものと比較すると，精神疾患は中等度のリスク・ファクターに過ぎない (Monahan, 1992)。

コーディング

0	主要精神疾患はない
1	おそらく／あまり深刻ではない，主要精神疾患
2	明らかな／深刻な，主要精神疾患

　主要精神疾患の診断は，DSM-IV（APA, 1994）あるいは国際疾病分類第10版（ICD-10；World Heath Organization ［WHO］, 1992）のような公式の疾病分類システムに従うべきである。この項目は，過去の病歴に基づいて採点し，その障害が現在活発であるか寛解状態にあるかには影響されない。

　この項目は思考と感情の障害を伴う疾患（例えば，精神病性の疾患，躁状態の気分疾患，器質性疾患，精神遅滞など）に適用される。項目は主要精神疾患であるとの証拠が明らかな場合には2点とすべきで，証拠が曖昧な場合（例えば，経過あるいは重症度が不明）には1のコードが適当である。

　不安障害，身体表現性障害，性的倒錯，睡眠障害，衝動制御の障害のような深刻さの低い精神疾患は，この項目にコーディングする必要はない。人格障害はH9でコーディングされる。

項目 ヒストリカル

H7．サイコパシー

　Harris et al.（1993）による論文の最も際だった特徴の一つは，20項目のPCL-Rが統合失調症と人格障害を有する集団において，暴力の最大かつ唯一の予測因子であったことを見出した点である。様々な研究者はサイコパシーが多様な母集団の中で将来の暴力に対する強固なリスク・ファクターであることを見出している（Forth, Hart, & Hare, 1990；Hill, Rogers, & Bickford, 1996；Quinsey, Rice, & Harris, 1995；Rice & Harris, 1992；Serin, 1991, 1996；Serin & Amos, 1995）。サイコパシーと暴力（および他の形態の反社会的行動）の関係を調査した18の研究のメタ分析によると，平均してサイコパシーとこれらの測定結果との間には大きなエフェクトサイズ（d=.79）が認められた（Salekin, Rogers, & Sewell, 1996）。このスケールは二つの主要なファクターから構成される（Harpur & Hare, 1994）。ファクター1は感情-対人関係を表す特性であるのに対し，ファクター2は行動的な特性から構成される。サイコパシーを定義づける特質である，衝動性，犯罪の多様性，冷淡さ，共感性の欠如，自責の念の欠如は，暴力とサイコパシーの間の概念上の関連性をかなり分かりやすいものにしている。PCL-Rのいくつかの項目は多かれ少なかれHCR-20の他のヒストリカル項目と重複していることは理解すべきである。強調しておきたい点は，PCL-Rはこの領域において，これまで開発された唯一妥当なツールであり，十分に確立された心理測定学的性質を有していると思われる（Hart & Demptser, 1997；Hart, Hare, & Forth, 1994）。しかしながら，不可避の問題としてあげられることは，評価者になる者がこのツールを実施するためにトレーニングを受けなければならないことである。12項目のスクリーニング・バージョン（PCL:SV; Hart et al., 1995）も暴力との関連を示してきており（Douglas, 1996；Hill et al., 1996），この結果を見て，より詳細なサイコパシーの評価をする必要があるかを判断すれば十分であろう。

コーディング

0	サイコパシーではない。PCL-R の得点が 20 未満，あるいは PCL:SV の得点が 13 未満
1	おそらく／あまり深刻ではない，サイコパシー。PCL-R の得点が 20-29，あるいは PCL:SV の得点が 13-17
2	明らかな／深刻な，サイコパシー。PCL-R の得点が 30-40，あるいは PCL:SV の得点が 18-24

　この評価は PCL-R か PCL:SV を用いたサイコパシーのアセスメントの知識がありトレーニングを受けていることが前提となっていることを強調しておく。著者としては，もし，PCL-R あるいは PCL-SV の得点が正式に得られないのであれば，この項目は用いられるべきではないと警告しておく。

　一般の精神科施設においては，評価者は PCL:SV を用いるべきである。PCL-R は一般の精神科標本では標準データはないが，PCL:SV にはそれがあるためである。

ヒストリカル項目

H8. 早期の不適応

　この項目は17歳未満の家庭，学校，あるいは地域社会での不適応を扱う。学校での不適応に関しては，学力と成果だけではなく，教室内での行動や一般的な学校への適応も考慮する。Harris et al. (1993) は，この変数が釈放後の暴力行為と＋.31の相関があったことを見出した。同じ研究で，これらの著者は16歳以前に両親から引き離されることがその後の暴力と＋.25の相関があることを見出した。家庭と学校において早期に同定された問題との関連は，Hodgins (1994) のストックホルムにおける出生前から30歳までの大規模コホートの追跡調査の経過の中で示された。Klassen & O'Connor (1994) は，「これらの変数が共通して現れるのは，児童期の適切な絆や社会化が崩壊したからではないか」(p.236) と述べている。評価者は児童期の身体的虐待の有無，あるいは両親の身体的虐待を目撃していないかどうかに注目すべきであろう (Caesar, 1988；Hotaling & Sugarman, 1986)。早期の家庭生活の質が将来の暴力を予測することが精神科施設の標本で見出されている (Klassen & O'Connor, 1989；Yesavage, 1983)。反社会的行動の深刻さは児童期の不適応の重症度に直接比例するという証拠もある (Smith & Thornberry, 1995)。

コーディング

0	不適応はない
1	おそらく／あまり深刻ではない，不適応
2	明らかな／深刻な，不適応

　児童期の不適応がその後の暴力を予測する場合には，二つの異なった方法があり，この項目にはそれらが含まれている。一つの方法は，児童期の虐待を通してであり，もう一つは児童期の加害者あるいは非行を通してである。どちらの要因も成人の暴力を予測するが，それらの介入の意味合いは明らかに異なっている。

　我々は，不適応は家庭，学校，地域社会の3つの領域のうち少なくとも2つにおいて示されるならば2点が与えられ，一つの領域であってもその不適応が極めて深刻な場合（例えば，深刻かつ長引く児童期の虐待）には2点を与えることを推奨する。

　著者らは，評価者の中にはこの変数を少なくとも二つの識別できる項目（例えば，家庭と学校）に分けることを望んでいる者がいることも認識している。もちろん，研究目的においては，それを行うことは可能である。

H9. 人格障害

　人格障害，特に反社会性あるいは境界性のタイプでは，一部は，反社会的行動の既往に依拠した基準に基づいている。人格障害と暴力の間には予測可能な関係があることに関して証拠が挙げられている（Widifer & Trull, 1994）。この変数は Harris et al.（1993）の研究では暴力と＋.26 の相関があった。Yarvis（1990）は反社会性人格障害と境界性人格障害が殺人犯の標本中に過剰に見いだされたことを指摘した。カナダ（Bland & Orn, 1986）と米国（Robins, Tipp, & Przybeck, 1991）の両国における疫学研究では，暴力と反社会性人格障害との間に関係があることが支持されている。怒り，衝動性，敵意などの主要な構成要素が一般犯罪と暴力犯罪の両者のリスクを高めている（Hare, 1991；Hare & Hart, 1993；Sonkin, 1987）。

コーディング

0	人格障害はない
1	おそらく／あまり深刻ではない，人格障害
2	明らかな／深刻な，人格障害

　人格障害の診断は，DSM-IV（APA, 1994）あるいは ICD-10；World Heath（WHO, 1992）のような公式の疾病分類システムに従うべきである。この項目は，過去の病歴に基づいて得点し，その障害が現在活発であるか寛解状態にあるかには影響されない。

　おそらくあるいはあまり深刻ではない人格障害には人格障害の特性があるという診断も含まれる。

H 10. 過去の監督の失敗

　この項目は，その個人が仮釈放，保護観察，何らかの矯正施設あるいは精神保健の機関の保護下にある間に，深刻な監督上の失敗を起こすことに関するものである。被験者が過去に釈放されある種の監督下にある間に失敗した事例に適用される。評価者は，成功不成功にかかわらず，施設からの逃亡の計画にも留意すべきである。Harris et al. (1993) は条件付き釈放の過去の失敗が将来の暴力行為に関連していたことを見いだした (+0.24)。カナダの州連邦刑務所から釈放された3,200名以上の男性受刑者の標本を1年間経過観察し，Bonta, Harman, Hann, & Cormier (1996) は，逃亡歴のある受刑者の一般犯罪の再犯率が66％であったのに対し，逃亡歴のないものの再犯率は39％であることを見出した。この変数は暴力犯罪の再犯率にも相関していた。また，司法精神科のスタッフによって逃亡のリスクがありと評価された患者が，逃亡のリスクがないと評価された患者よりも病院内で暴力的に振る舞っていたことが報告されている (Ball, Young, Dotson, Brothers, & Robbins, 1994)。

コーディング

0	監督の失敗はない
1	おそらく／あまり深刻ではない，監督の失敗
2	明らかな／深刻な，監督の失敗

　施設内あるいは地域社会での失敗がこの項目に関係する。監督の失敗は，その個人が矯正あるいは精神保健の機関によって（再）逮捕されたり，（再）収容されたりした場合に深刻であるとみなされる。典型的な深刻な失敗例としては，矯正施設からの逃亡，高度保安病院からの失踪，保護観察中の再犯，仮釈放の取り消し，裁判所あるいは審査会によって命令された精神科治療の中断などがあげられる。あまり深刻ではない失敗としては，許可証で釈放された際に遅れて帰ったり，騒動を起こしたり，処方された薬を服用しなかったり，禁止されているにもかかわらず飲酒したり，薬物を使用したりするなどの釈放条件の技術的な違反をすることや軽微な懲戒処分だけで済んだ場合（例えば，戒告，あるいは特権の喪失）があげられる。

　もし，その個人が施設内あるいは地域社会での監督の期間が全くない場合には，この項目は0と採点されるべきである。

クリニカル項目

　予測の鋭敏さという点で最も強力な支柱となっているのはヒストリカル項目であるが，リスク・アセスメントに関し，確立した臨床的（クリニカル）な構成要素がないわけではない（例えば Klassen ＆ O'Connor, 1994 ; Megaree, 1976 を参照）。臨床的な構成要素はヒストリカル・ファクターを「加減する」役割をもっているといえるかもしれない。また，Harris et al. (1993) が指摘しているように，保険数理的なリスク・アセスメントは「臨床的判断の錨としての役割をもち」，「臨床家は，保険数理的な予測手法で算出されたリスク水準を調整するために，動的な（変動可能な）情報を利用できる」(p.332-333)。我々はこれらの考え方を HCR-20 に組み入れることにし，このため，総合得点の大部分はヒストリカル項目を考慮することによって得られるようにした。しかし，時間とともに変動する可能性のある個人の部分に関して言えば，もし，それが暴力と潜在的に関係しているならば，当然リスクの評価にも影響を与えるようにした。また，臨床的な変数は普段から（すなわち，外来での検査中に）評価できるので，必要に応じて，リスク水準が修正されることにもなる。

　我々の目的は，HCR-20 の作成に協力してくれた経験豊かな司法精神科の臨床家との対話や発表された文献を通して，とくに影響力の大きい概念を見出すことであった。このセクションでは，系統的な力をもつと考えられる5つの変数について文献上の根拠を示しながら紹介するが，それらは，今後は，予測の妥当性についても検討される必要がある。

C1．洞察の欠如

　この変数は「自分自身の精神機能，反応，自己認識についての妥当な理解と評価（English & English, 1958, p.264）」と解釈されている。ここでこのような構成概念を使う利点としては，それが「多次元的」であるように見えることである。つまり，患者がどの程度，自身が精神障害に罹患していると考え，また，その状況においてどの程度薬物療法の効果に気付いているのか，さらに，精神障害の社会的な帰結や，自身が潜在的に持っている暴力の可能性を理解しているか，を判断するために用いることができる（Amador et al., 1993）。また，アセスメントにおいては，その人が自身の危険性，怒り，自制心のなさをどの程度認識できているかを判断するための広い視野も必要である。評価者は，その個人が他人の行動に対しても洞察をもっているかどうか，また，その個人の帰属が偏っていないかどうかも探るべきである。例えば，他人の敵意が明らかでないにもかかわらず，他人の行動や意図が敵意に起因すると考えることで暴力が引き起こされる可能性がある（Dodge, Price, Bachorowski, & Newman, 1990）。最後に，その人が単に主要精神疾患の診断があてはまるというだけで，その人に洞察が無いと決めつけるのは誤りである。

コーディング

0	洞察の欠如はない
1	おそらく／あまり深刻ではない，洞察の欠如
2	明らかな／深刻な，洞察の欠如

　この項目は，被験者が自らの精神障害とそれが他人に与える影響について，どの程度，認識せず，理解できていないかに注目する。そのような洞察の欠如は様々な形で表出される。明らかな主要精神疾患を持ちながら，処方薬を定期的に服用しなければ，暴力的に行動する可能性があることを理解していなかったり，理解しようともしない人がいる。別の場合では，構造のはっきりしたサポート・グループが暴力の回避に重要であることをなかなか理解できない者もいる。さらに，自身の怒りや危険性の水準が全般的に高いことをほとんど理解できていない者もいる。

C2. 否定的な態度

　この項目を評価するために，臨床家は，暴力に関係する態度のあり方が誇張された形で現れることに注意を払う必要がある。その個人が表出する態度がどの程度，社会的か反社会的なのかを判断することが重要である。他人，社会における機関，施設，法律，他の権威に対して向けられる現在の態度がどのようなものであるか調べなければならない。将来についてその人が楽観的なのか悲観的なのか，その全体的な傾向を把握するため，一般的な指標を集めることが役に立つ。過去の暴力に関する量的な問題や種類はヒストリカル・ファクターのところで扱われるが，臨床家は，被験者が過去の行為に対して現在どのような態度を示し，本当に悲しみや後悔をあらわしているのか，あるいは，実際には後悔もなく，冷淡で，共感性を欠いていないかなどに注意を傾けなければならない。サディスト的で，殺人傾向があり，妄想的な態度が精神疾患に由来するものではない場合，それはこの項目に算入される。Andrews & Bonta (1995) は犯罪を肯定するような意見を述べたり，犯罪の行使を支持する態度を示したりすることが犯罪行為や暴力行為に関連すると報告している。より具体的な意味では，暴力の行使を支持する態度を示す者は，女嫌いで，父権的な人物であり，このような傾向は配偶者へ暴力をふるう男性と，そうでない男性とを区別するひとつの特徴であることを研究者は見出している (Saunders, 1992 ; Straus, Gelles, & Steinmetz, 1980)。

コーディング

0	否定的態度はない
1	おそらく／あまり深刻ではない，否定的態度
2	明らかな／深刻な，否定的態度

　ここでは結果的に暴力に及ぶ可能性のある犯罪を肯定するような態度や反社会的な態度に言及しなければならないことは明白であろう。広い意味で，「否定的態度はない」に該当するような人はいないということは著者らも承知している。しかし，この項目は，一時的な悲観主義，あるいはそれに類した態度ではなく，強固な反社会的な否定的態度や信念について言及している。

　個人の中には属している組織の性質によって反社会的な偏った見方を多少とも表明することもあることに留意すること。

C3．主要精神疾患の活発な症状

　臨床家は診察の過程で陽性と陰性の精神病症状（すなわち，思考内容と思考様式の障害，不適切な感情，認知の障害，幻覚，妄想など）に注目するであろう。Monahan（1992）は，精神病性の障害の診断というよりもむしろ，精神病症状の病勢の華々しさの方が，暴力行為と密接に結びついていることを示唆した。Douglas & Hart（1996）の計量的な総説では，分析の結果，全体的な疾病カテゴリーと比べ，特定の精神病症状の方が，強い影響があることを見出している。Link & Stueve（1994）および Swanson, Borum, Swartz, & Monahan（1996）は，個人のセルフコントロールの感覚よりも優位に立ち，個人の安全や幸福を脅かす精神病症状（いわゆる「脅威／制御解除 threat／control-override」症状）は，このような性質をもたない精神病症状よりも強く暴力と関連をしていることを見出した。de Pauw & Szulecka（1988）は，「慢性の画一的な精神病よりも高度に発展した妄想を持つ患者の方が，暴力犯罪に至りやすい」という証拠があるとしている（p. 91）。多数の研究で，簡易精神症状評価尺度 Brief Psychiatric Rating Scale（BPRS；Overall & Klett, 1962）によって測定された精神医学的症状と暴力の間に関連があることを観察している（Douglas & Hart, 1996 を参照）。サディスト的空想（MacCulloch, Snowden, Wood, & Mills, 1983），自殺念慮（米国精神医会研究班 American Psychiatric Association Task Force, 1974；Brent et al., 1994；Hillbrand, 1995），パラノイア，自己権力を拡大しようとする行為，病的嫉妬のような他の臨床状態も明らかにされるべきである。殺人念慮については詳細に調査すべきである。

コーディング

0	主要精神疾患の活発な症状がない
1	おそらく／あまり深刻ではない，主要精神疾患の活発な症状
2	明らかな／深刻な，主要精神疾患の活発な症状

　評価者は，精神病症状の定義については，DSM-IV（APA, 1994）あるいはICD-10（WHO, 1992）などの分類システムに従うべきである。

C4．衝動性

衝動性という言葉は，ここでは行動と感情の不安定性を意味する。Klassen & O'Connor（1994）は，臨床的構成概念には潜在的な仲介作用があることに言及し，次のように述べている。「様々なタイプの仲介概念が発見される可能性がある。衝動性もそれによくあてはまるように思える」(p.237)。確かに，感情的にも行動面でも安定している人の行動の方が，不安定な人の行動よりも容易に予測しやすいと言える。感情的な不安定さは境界性人格障害のDSM-IV診断の重要な特徴である。DSM-IVのなかで示されているこの障害の一般的な所見の中には，厳密にはこの障害には罹患していない患者のリスクを評価するのに有用な所見がある。評価者はその個人がどのように現実および想像上の侮辱，無礼，失望に反応するかを探し出さなければならない（Monahan, 1981）。Barratt（1994）は，衝動性に関する豊富な研究プログラムを実施しており，衝動性と暴力との間に関連があることを示唆している。「ライフスタイルの衝動性」と呼ばれるものは，再犯する犯罪者と再犯しない犯罪者を見分けるとされている（Prentky, Knight, Lee, & Cerce, 1995）。敵意（Megaree, Cook, & Mendelsohn, 1967；Menzies & Webster, 1995；Quinsey, Maguire, & Varney, 1983）や怒り（Kay, Wolkenfeld, & Murrill, 1988；Novaco, 1994；Selby, 1984）のような要因もまた暴力に関連している。衝動性と暴力との関連性については，最近，包括的な総説がいくつか発表されている（Hollander & Stein, 1995；Webster & Jackson, 1997 a）。

コーディング

0	衝動性がない
1	おそらく／あまり深刻ではない，衝動性
2	明らかな／深刻な，衝動性

　衝動性では，気分や一般的なふるまいにおける，時間，日，週単位の劇的な変動に注目する。衝動性に問題がある人は，プレッシャーの元で行為する時でも，落ち着いて統制を取ることが出来ない。衝動性は，行動と感情の領域に影響を与える。すなわち，このような人たちは行動面でも感情面でも「一触即発」に反応する傾向がある。衝動的な人は現実および想像上の侮辱，無礼，失望に対して即座に（過剰に）反応する。否定的な反応と肯定的な反応の両者が誇張されて現れたり過度に現れたりする。少なくとも表面的には信頼できるように見える行動も明らかに一貫性がなくしばしば予測しがたい。返ってくる反応もその状況で通常期待されるようなものとはほど遠いものとなる。「20項目からなる衝動性チェックリスト」20-item Impulsivity Checklist (ICL-20) は，Howard Wishnie (1977) の初期の業績に基づいて，Webster & Jackson (1997 b) によって最近開発されたが，これは，衝動性の評価にある程度有用な役割を果たすであろう。読者にとって，Hollander & Stein (1995) のテキストも参考になるであろう。

Ｃ５．治療に反応しない

　評価者にとっての大きな関心は，どの程度，個人が現在の矯正や治療に反応しているかであろう。その個人が援助を求め，それを受け入れているのか，即座に拒否するのか，それとも裁判所や審査会や他の権威ある者の前で「良く見せる」ために合意しているだけなのかを知ることは重要である。個人が治療過程においてどれくらい努力しているかについて知っておくことも必要であるが，決定的に重要な要因は，達成したことについて明確に証明できるものがあるかないか，そして，その人が現在および将来の社会，職業，対人関係，基本的生活で求められるものに対処できる技能を持っているかどうかである。臨床家は，その個人が最近，隔離室に入れられたかどうか，それがどのような理由によるのか，怒りを爆発させたり，かっとなったりしたエピソードがないかなどを見出すべきである。ある研究では，薬物療法の遵守性の欠如が再入院を予測することが示されている（Haywood et al., 1995）。

コーディング

0	治療に反応する
1	おそらく／あまり深刻ではないが，治療に反応しない
2	明らかに／深刻に，治療に反応しない

　この項目には，犯罪，精神，心理，社会，職業上の問題を改善するためのいかなる治療も含まれる。犯罪あるいは精神の問題とはほど遠い治療（例えば，いぼの治療）は考慮しない。

　この項目で高い点数を得る人は，治療的な試みに対する反応が乏しいか，全く反応しない者である。すなわち，やる気も努力も示されず，薬物療法に対する遵守性も欠如している。このような人たちは設定された目標に到達しない傾向がある。高い得点を得た者は，治療を開始することを拒んだり，治療を開始しても止めてしまったり，治療に加わっているふりをしたり，あるいは治療を完了しても恩恵を受けなかったりする。

　Rogers & Webster (1989) は，次のように述べている「治療可能性とは，どのような患者が，どのような治療方法と環境条件のもとで，最も良好に反応するかを臨床的に判断することである。臨床家は，個々の犯罪者集団に対して，自分たちが検討していることを明確に伝えければならない。すなわち，治療目標，治療手法，治療遵守性，治療反応性についてである（中略）。治療反応性を予測するには，適応行動（例えば，治療への参加）と不適応行動（例えば，再犯）が交差する状況を評価することが必要であるが，これには，未知の外部からの影響や将来の治療資源の有無が交絡因子として作用する」(p.20)。

リスク・マネージメント項目

　このセクションは，どのように個人が将来の環境に適応してゆくのかに焦点を当てている。明らかに推論的なことではあるが，訓練は適切なリスク・マネージメント・プランの開発を促進するのに有用である。また，これは他の研究者ら（Mulvey & Lidz, 1995 を参照）によって論じられた条件つきあるいは随伴的・リスク・アセスメントの考え方とも一致している。

　このマニュアルの前の方のセクション（p.21-22）で，我々は将来のリスクの評価が，被験者が将来生活する，あるいは，生活することが期待される環境に大きく依拠することを指摘した。現在のスコアリングの考え方は，その個人が近い将来に地域社会に釈放される（「施設外」）可能性を考慮したものである。我々が以下に述べるリスク・マネージメント項目で強調したのはこの点である。ただし，被験者が将来施設内にいる（「施設内」）という前提に基づいて評定することも可能である。「施設内」アセスメントでは，評価者はその個人が施設内にいる期間の目標や計画を評価する。管理上の決定を，その個人がどこにいるかに関係なく行えるよう，評価者は，両方の事態を考慮したリスク・アセスメントを実施したいと考えるかもしれない。我々は，このような場合には2つの別のコーディング・フォームを完成させておくことを推奨する（ひとつは「施設内」，もうひとつは「施設外」）。この方法は，特にその人物が釈放を許可されるか拒否されるか分からない時に，釈放を決定するための評価として実施されるのに適している。

R1．計画が実行可能性を欠く

　もし，ある個人が治療や矯正プログラムを受け入れ，それを利用する能力がある場合には暴力のリスクは減少する可能性がある。このことは，明らかに退院に向けて適切で安全な現実的計画を立てる際に，どの程度スタッフが患者や受刑者と共同で取り組めるかにかかっている。このため，様々な関係機関や省庁の代表者，家族らと協議する場を設けることが必要となることもある。このような計画には，通常，様々な不測の事態に対処するため，責任を明確に分け，特定の決まった手順を設けることが必要となる。計画はできるだけ簡略化し，文書化し，図式化してファイルに保管する。他には，提案された治療がどの程度その個人に適当かという問題もある。厳密なメタ分析により，以下のような再犯を減ずるための効果的かつ適切な治療の特徴が見出された。（1）リスクが低いケースにではなくリスクが高いケースにより集中的なサービスを提供する。（2）犯罪を誘発する要因（クリニカル・リスク・ファクター）を明確にし，それを標的にする。（3）治療方法を犯罪者のニーズと学習スタイルに合わせる（これらの特性について実証的な裏付けがさらに必要であれば，Andrews et al., 1990；Andrews, Kiessling, Robinson, & Mickus, 1986 を参照すること）。

コーディング

0	計画が成功しない可能性は低い
1	計画が成功しない可能性は中等度
2	計画が成功しない可能性は高い

　実行可能性の低さは，地域の関係機関が，支援の提供に気乗りしないこと（対象者の行為のために），支援を提供できないこと（資源不足のため）による可能性がある。他には，患者が計画を立案する際に何の役割も演じていないことや，仲間や家族を巻き込んでいないことなどが挙げられる。最終的には，家族や仲間が支援の提供に気乗りせず，支援を提供できない可能性もある。

R2．不安定化要因への暴露

　不安定化要因への暴露とは，次のような状況を意味している。すなわち，その人が危険な条件に曝されており，それに対して脆弱であるために，暴力のエピソードを誘発する可能性がある状況ということである。「危険な状況」とは個人に特有なものであるが，武器や薬物の存在，何らかの被害者集団（例えば，子ども）であることがあげられる。この項目は専門的な支援が不足していることと関係している。すなわち，多くの場合，有能な専門家による適切な監督と統制がないことが，不安定化要因への暴露に繋がっている。Estroff & Zimmer（1994）によれば，精神保健の専門家がほとんど支援していない患者は，暴力的に行動するオッズ比が高かった。住居，資金，食事，余暇などに必要な基本的な社会技能や生活技能に問題を抱えていることが，将来の暴力を予測する（Bartels et al., 1991）。もし，個人が，指標犯罪が起きた時と同様な環境の元に退院させられた場合には，リスクはおそらく増大するであろう。また，同じように，個人が反社会的な仲間と再び関係をもつ場合にもリスクは増大する。（Gendreau, 1995）。もし，犯罪者あるいは患者が会う仲間や住む環境が犯罪の原因となっているならば，効果的な治療のためにこれらを修正する必要がある（Andrews, Bonta, & Hoge, 1990）。アルコールや薬物を制限することは難しいが，対象者と専門機関が協力することで，物質使用についてしっかりとした合意に達し，体系的にその摂取をモニターすることは可能であろう。

コーディング

0	不安定化要因に暴露される可能性は低い
1	不安定化要因に暴露される可能性は中等度
2	不安定化要因に暴露される可能性は高い

　多くの場合，専門家の監督が不適切であるためにその人物が不安定化要因に暴露されることになる。評価者はその人物が専門治療やアルコール・アノニマスやナルコーティック・アノニマスのような支援プログラムに参加するかどうかを見極めなければならない。これによって，彼らはアルコールや薬物のような不安定化要因を断つための支援を得ることができる。

　「人為的ソーシャル・サポートシステム」や体系的に組織された多職種チームがあれば，それは保護因子となるであろう (Eaves, Tien, & Wilson, 1997；Wilson, Tien, & Eaves, 1995 を参照)。

R3．個人的支援の欠如

　忍耐強く，寛容で，励ましてくれる親族や仲間の存在は，当然，計画を維持してゆくための大きな支援となる。家族関係が貧困であると，暴力的に行動化する可能性は急速に高まる（Klassen & O'Connor, 1989）。つまり，公正で，快適で，安全な環境を提供できるかにかかっている。Estroff & Zimmer（1994）は，そのことを論文の中でうまくまとめている。彼らは，「社会的ネットワークやソーシャル・サポートにおける問題は精神障害者による暴力と関係するであろうか？」と問いかけた（p.288）。彼らはつづいてこの問いに「関係するだろう」と回答し，次のように述べている。「多様な資源や手法から得られた知見に基づき我々の指針となるべき推論をとりまとめ，支持してきた。それは，個人が持つ他者との関係性の構造や特質を，本人の主観的な経験，臨床状態，生活史を組み合わせることによって，誰が誰に対して暴力的になるのかがかなり解明することができるということである（p.288）」。この著者らは，暴力のリスクを評価者が前後の文脈から考えることを推奨しており，「暴力の脅威を与える人々は自らが脅威を感じている人々である」（p.288；強調は原文のまま）」ことを指摘した。

コーディング

0	個人的支援が欠如している可能性は低い
1	個人的支援が欠如している可能性は中等度
2	個人的支援が欠如している可能性は高い

　この項目は，友人や家族による支援（情緒的支援，経済的支援，物理的支援）が受けられるかどうか，あるいは，このような支援があっても本人がそれを受け入れようとするかについてコーディングする。

　どのようなサービスが誰から受けられるか，そして親族や友人による「善意」が見込まれるかを正確に判断することが非常に重要である（このような人たちが，実際に，釈放や他の特権を確保しようとして単に「利用される」のではないことを確認する）。

R4．治療的試みに対する遵守性の欠如

　この概念では，何かを成し遂げようとする動機付けがあること，そして，薬物療法や他の治療プログラムに進んで参加することについて考える。もしその個人が同意した規則を受け入れ，それに従うのであれば暴力の潜在性は減じる可能性がある。DSM-IV（APA, 1994）は，このことが，前のセクションで述べたクリニカル項目の洞察の欠如（C1）に関連していることを指摘し，次のように記述している。「洞察の欠如はよく見られ，予後の悪さを最も鋭敏に予測する因子のひとつである。おそらく，洞察がないと治療に対する遵守性がなくなるからである（p.279）」。一般的に薬物療法プログラムに対する遵守性の欠如が再入院を予測し（Haywood et al., 1995），暴力も予測する（Bartels et al., 1991）ことが示されてきた。

コーディング

0	治療的試みに対し遵守性が欠如している可能性は低い
1	治療的試みに対し遵守性が欠如している可能性は中等度
2	治療的試みに対し遵守性が欠如している可能性は高い

　この項目で高く得点された者は，何かを成し遂げようとする動機付けを欠いており，薬物療法や治療に進んで参加しようとする意志も乏しく，規則に従うことを拒否する可能性がある。この項目は，治療と監督／管理の二つの領域における治療的試みを含んだものであると広く解釈すべきである。

　注意深い読者は，「施設内」をコーディングする場合，基本的にＣ５（治療に反応しない）とオーバーラップする可能性があることに気付くであろう。しかしＣ項目は現在を扱い，Ｒ項目は将来を扱うことを念頭におく必要がある。ある個人が特定の介入に反応を示さず，おそらくＣ５で２点が付けられている場合，HCR-20 の処理の仕方としては，将来の計画に対する遵守性の可能性に応じて，Ｒ４で新たに評価することを提唱している。

R5．ストレス

　この項目のアセスメントでは，その個人が直面しやすいストレスの原因は何か，そしてその人がどのように反応し，あるいは対処するかを予測することが求められている。近親者の死，金銭上の損失，環境災害などの予測は不可能ではないが非常に困難であるため，これは至難の作業となる。とくに個人の脆弱性は分離して考慮される必要がある。日々の煩わしいことや生活上の問題から生じるその個人のストレス・レベルを測定することは有用であろう。Monahan（1981）はストレスの構成要素に注目し，家庭，仲間，雇用の3つの一般的な領域に注意を払うことを示唆した。ストレスの原因については Hall（1987）と Klassen & O'Connor（1994）が有用な実例を取り上げている。DSM-IVのIV軸もこの点において有用である。Gordon & Gordon（1991）は，「生物社会的」な機能を評価するために，米国精神医学会の分類システムと関連づけて使える非常に有用な枠組みを提唱している。Felson（1992）は，元犯罪者と退院した精神科患者の両者を対象にストレスと暴力の関係について実証した。この関係は暴力の被害者であるか否かによって影響されていた。すなわち，ストレス下にある者は，ストレス下にない者よりも暴力的になる傾向が認められたのであるが，それは，その人がかつて暴力の被害者であった場合に限られていたのである。

コーディング

0	ストレスの可能性は低い
1	ストレスの可能性は中等度
2	ストレスの可能性は高い

　この項目は，その個人が深刻なストレスに曝されそうかについてコーディングする。あるいは，予測されたストレスが深刻でなくとも，評価者はその個人がそれらに十分対処できていない可能性がないか注意を払うようにする。

おわりに

　ここでは，本書を通して取り上げた多くの基本的事項を繰り返し，また幾つかの新たな問題についても触れることにする。我々はマニュアルの中でリスク・アセスメントに対してかなり直接的なアプローチをしてきたが，HCR-20 がクライアントのタイプや条件設定によらず，常に正確な結果を出すわけではないことに注意して頂きたいと思う。HCR-20 はかなり広範囲なケースに適用されてはいるが，リスク・アセスメント過程の最終段階で実施するものではなく，初めの段階で実施すべきものと考えてもらいたい。これは基礎となる優れた知覚や判断力に取って代わるべきものではない。むしろ，矯正施設，司法精神科施設，一般精神科施設に勤める者が継続的に議論できるようにするための一手段と考えるべきである。我々は可能な限り明確に 20 項目について説明してきたつもりであるが，各地の討論で，特定の項目の意味や問題に関して驚くほど広範な意見が浮上してくると思われる。HCR-20 が最終的にどの程度の予測手段としての価値があるかどうかということだけでなく，臨床や矯正の現場で議論をするための文脈を提供できるということは付随的に起きることとはいえ，重要な価値があると思われる。

　HCR-20 のもう一つの良い点としては，類似のツールでもそうであるが，どのようにしてアセスメントが実施しうるのかを提示し，意志決定の根拠を「透明性の高い」(Baker, 1993) ものとしていることである。これは少なくとも次の 2 つの理由で先進的であるといえる。すなわち，(1) 実務家がある種の共通言語を採用しない限り，リスク・アセスメントが用いられる一般的な領域の中で，彼らがその能力をどの程度向上させたのかを知ることは難しいということと，(2) 裁判所，審判，審査委員会などが，簡単に異議を申し立てることができないような特異的で難解な評価手続きを患者や受刑者に課すことは理不尽なことと思われるということである。我々は，臨床家あるいは研究者として手の内をすべて見せなければならない。我々が希望する

ことは HCR-20 が迅速かつ実践的な方法で利用されることに加え，現場で議論されるべき資料として供されることである。HCR-20 は，開発途上の段階にあり，我々はさらなる改訂の必要があると考えている。このような改訂が正式な司法手続きの申し立てを通して起きる可能性もある（Bull & Carson, 1995 を参照）。

我々は，リスク・アセスメントに関して，ここ数年にかなりの進展がもたらされたという Borum（1996）の見解に同意する。かなり多くのことがここ 15～20 年の間に判明してきた。Saleem Shaw（1981）が「何かを実行することが難しいと述べること（すなわち，非常に低いベース・レートの事象を，高い精度で予測すること）と，その仕事が不可能で単純にできないと主張することとは同じことではない」（p.161：強調原文）と明言したのは，確かに間違いではなかった。

我々の留保や躊躇にもかかわらず，最近の研究がリスク・アセスメントの問題に勇気づけられるほど多くの光を投げかけているのは疑いの余地がないことである。我々は，医学と航空学（Leape, 1994）における誤り，さらに天気予報（Monahan & Steadman, 1996；Matthews, 1997 を参照）に繋がるような問題にまで注目し始めている。Borum（1996）が指摘するように，近い将来に対する課題としては，現在行き渡っている情報を同僚や学生が体系的に利用できるようにすることなどがあげられる。少なくとも限定的にではあるが，HCR-20 がこの点で何らかの補助になれば幸いである。

参考文献

Amador, X. F., Strauss, D. H., Yale, S. A., Flaum, M. M., Endicott, J., & Gorman, J. M. (1993). Assessment of insight in psychosis. *American Journal of Psychiatry, 150*, 873-879.

American Psychiatric Association. (1974). *Clinical aspects of the violent individual*. Task Force Report 8. Washington, DC: American Psychiatric Association.

American Psychiatric Association. (1981). *Amicus curiae* brief to the U.S. Supreme Court in Estelle v. Smith, 101 S.Ct. 1866.

American Psychiatric Association. (1994). *Diagnostic and statistical manual of mental disorders* (4th ed.). Washington, DC: Author.

Andrews, D. A., & Bonta, J. (1995). *The psychology of criminal conduct*. Cincinnati: Anderson Publishing.

Andrews, D. A., Bonta, J., & Hoge, R. D. (1990). Classification for effective rehabilitation: Rediscovering psychology. *Criminal Justice and Behavior, 17*, 19-52.

Andrews, D. A., Kiessling, J. J., Robinson, D., & Mickus, S. (1986). The risk principle of case classification: An outcome evaluation with young adult probationers. *Canadian Journal of Criminology, 28*, 377-384.

Andrews, D. A., Zinger, I., Hoge, R. D., Bonta, J., Gendreau, P., & Cullen, F. T. (1990). Does correctional treatment work: A clinically relevant and psychologically informed meta-analysis. *Criminology, 28*, 369-404.

Arboleda-Florez, J., & Holley, H. L. (1991). Antisocial burnout: An exploratory study. *Bulletin of the American Academy of Psychiatry and the Law, 19,* 173-183.

Baker, E. (1993). Dangerousness, rights, and criminal justice. *Modern Law Review, 56,* 528-547.

Ball, E. M., Young, D., Dotson, L. A., Brothers, L. T., & Robbins, D. (1994). Factors associated with dangerous behavior in forensic inpatients: Results from a pilot study. *Bulletin of the American Academy of Psychiatry and the Law, 22,* 605-620.

Barratt, E. S. (1994). Impulsiveness and aggression. In J. Monahan & H. J. Steadman (Eds.), *Violence and mental disorder: Developments in risk assessment* (pp. 61-79). Chicago: University of Chicago Press.

Bartels, S. J., Drake, R. E., Wallach, M. A., & Freeman, D. H. (1991). Characteristic hostility in schizophrenic outpatients. *Schizophrenia Bulletin, 17,* 163-171.

Bland, R., & Orn, H. (1986). Family violence and psychiatric disorder. *Canadian Journal of Psychiatry, 31,* 127-137.

Blomhoff, S., Seim, S., & Friis, S. (1990). Can predictions of violence among psychiatric inpatients be improved? *Hospital and Community Psychiatry, 41,* 771-775.

Boer, D. P., Wilson, R. J., Gauthier, C. M., & Hart, S. D. (1997). Assessing risk for sexual violence: Guidelines for clinical practice. In C. D. Webster & M. A. Jackson (Eds.), *Impulsivity: Theory, assessment, and treatment.* New York: Guilford.

Bonta, J., Harman, W. G., Hann, R. G., & Cormier, R. B. (1996). The prediction of recidivism among federally sentenced offenders: A re-validation of the SIR scale. *Canadian Journal of Criminology, 38,* 61-79.

Borum, R. (1996). Improving the clinical practice of violence risk assessment: Technology, guidelines, and training. *American Psychologist, 51*, 945-956.

Bowman, M. L. (1997). Brain impairment in impulsive violence. In C. D. Webster & M. A. Jackson (Eds.), *Impulsivity: Theory, assessment, and treatment.* New York: Guilford.

Brent, D. A., Johnson, B. A., Perper, J., Connolly, J., Bridge, J., Bartle, S., & Rather, C. (1994). Personality disorder, personality traits, impulsive violence, and completed suicide in adolescents. *Journal of the American Academy of Child and Adolescent Psychiatry, 33*, 1080-1086.

Bull, R., & Carson, D. (Eds.). (1995). *Handbook of psychology in legal contexts*. Chichester: Wiley.

Caesar, P. L. (1988). Exposure to violence in the families-of-origin among wife abusers and maritally nonviolent men. Special issue: Wife assaulters. *Violence and Victims, 3*, 49-63.

Castel, R. (1991). From dangerousness to risk. In G. Burchell, C. Gordon, & P. Miller (Eds.), *The Foucault effect: Studies in governmentality* (pp. 281-298). Chicago: University of Chicago Press.

Convit, A., Jaeger, J., Lin, S. P., Meisner, M., & Volavka, J. (1988). Predicting assaultiveness in psychiatric inpatients: A pilot study. *Hospital and Community Psychiatry, 39*, 429-434.

Cormier, C. (1994). *Offender psycho-social assessment manual correctional model*. Penetanguishene, Ontario: Ontario Mental Health Centre.

Dawes, R. M. (1982). The robust beauty of improper linear models in decision-making. In D. Khaneman, P. Slovic,

& A. Tversky (Eds.), *Judgment under uncertainty: Heuristics and biases* (pp. 391-407). New York: Cambridge University Press.

Dawes, R. M., Faust, D., & Meehl, P. E. (1989). Clinical versus actuarial judgment. *Science, 243*, 1668-1674.

de Pauw, K. W., & Szulecka, T. K. (1988). Dangerous delusions: Violence and the misidentification syndromes. *British Journal of Psychiatry, 152*, 91-96.

Dietz, P. E. (1985). Hypothetical criteria for the prediction of individual criminality. In C. D. Webster, M. H. Ben-Aron, & S. J. Hucker (Eds.), *Dangerousness: Probability and prediction, psychiatry and public policy* (pp. 87-102). New York: Cambridge University Press.

Dodge, K. A., Price, J. M., Bachorowski, J., & Newman, J. P. (1990). Hostile attributional biases in severely aggressive adolescents. *Journal of Abnormal Psychology, 99*, 385-392.

Douglas, K. S. (1996). *Assessing the risk of violence in psychiatric outpatients: The predictive validity of the HCR-20 risk assessment scheme.* Unpublished Master's thesis, Simon Fraser University, Burnaby, British Columbia, Canada.

Douglas, K. S., & Hart, S. D. (1996, March). *Major mental disorder and violent behaviour: A meta-analysis of study characteristics and substantive factors influencing effect size.* Poster presented at the biennial meeting of the American Psychology-Law Society, Hilton Head, SC.

Douglas, K. S., Macfarlane, E., & Webster, C. D. (1996). Predicting dangerousness in the contemporary Canadian mental health and criminal justice systems. *Canada's Mental Health, 43*, 4-11.

Douglas, K. S., & Webster, C. D. (in press). Predicting violence in mentally and personality disordered individuals. In R. Roesch, S. D. Hart, & J. R. P. Ogloff (Eds.), *Psychology and law: The state of the discipline.* New York: Plenum.

Douglas, K. S., Webster, C. D., Eaves, D., Wintrup, A., & Hart, S. D. (1996, March). *A new scheme for the assessment of dangerousness and the prediction of violence.* Paper presented at the biennial meeting of the American Psychology-Law Society, Hilton Head, SC.

Douglas, K. S., Webster, C. D., & Wintrup, A. (1996, August). *The HCR-20 risk assessment scheme: Psychometric properties in two samples.* Paper presented at the annual conference of the American Psychological Association, Toronto.

Eaves, D., Tien, G., & Wilson, D. (1997). A systems approach to the management of impulsive behavior. In C. D. Webster & M. A. Jackson (Eds.), *Impuslivity: Theory, assessment, and treatment.* New York: Guilford.

English, H. R., & English, A. C. (1958). *A comprehensive dictionary of psychological and psychoanalytic terms: A guide to usage.* New York: Longmans, Green, and Co.

Ennis, B. J., & Litwack, T. R. (1974). Psychiatry and the presumption of expertise: Flipping coins in the courtroom. *California Law Review, 62,* 693-752.

Estroff, S. E., & Zimmer, C. (1994). Social networks, social support, and violence among persons with severe, persistent mental illness. In J. Monahan & H. J. Steadman (Eds.), *Violence and mental disorder: Developments in risk assessment* (pp. 259-295). Chicago: University of Chicago Press.

Faust, D., & Ziskin, J. (1988). The expert witness in psychology and psychiatry. *Science, 241*, 31-35.

Felson, R. B. (1992). "Kick 'em when they're down": Explanations of the relationship between stress and interpersonal aggression and violence. *Sociological Quarterly, 33*, 1-16.

Forth, A. E., Hart, S. D., & Hare, R. D. (1990). Assessment of psychopathy in male young offenders. *Psychological Assessment: A Journal of Consulting and Clinical Psychology, 2*, 342-344.

Gendreau, P. (1995, June). *Predicting criminal behaviour: What works?* Paper presented at the annual meeting of the Canadian Psychological Association, Charlottetown, Prince Edward Island.

Gondolf, E. W. (1988). Who are those guys? Toward a behavioral typology of batterers. *Violence and Victims, 3*, 187-203.

Gordon, R. E., & Gordon, K. K. (1991). Assessing the elements of biosocial functioning. *Hospital and Community Psychiatry, 42*, 508-512.

Hall, H. V. (1987). *Violence prediction: Guidelines for the forensic practitioner*. Springfield, IL: Charles C. Thomas.

Hare, R. D. (1991). *Manual for the Hare Psychopathy Checklist - Revised.* Toronto: Multi-Health Systems.

Hare, R. D., & Hart, S. D. (1993). Psychopathy, mental disorder, and crime. In S. Hodgins (Ed.), *Mental disorder and crime* (pp. 104-115). London: Sage.

Hare, R. D., McPherson, L. M., & Forth, A. E. (1988). Male psychopaths and their criminal careers. *Journal of Consulting and Clinical Psychology, 56*, 710-714.

Harpur, T. J., & Hare, R. D. (1994). Assessment of psychopathy as a function of age. *Journal of Abnormal Psychology, 103*, 604-609.

Harris, G. T., Rice, M. E., & Cormier, C. A. (1991). Psychopathy and violent recidivism. *Law and Human Behavior, 15*, 625-637.

Harris, G. T., Rice, M. E., & Quinsey, V. L. (1993). Violent recidivism of mentally disordered offenders: The development of a statistical prediction instrument. *Criminal Justice and Behavior, 20*, 315-335.

Hart, S. D., Cox, D., & Hare, R. D. (1995). *Manual for the Screening Version of the Hare Psychopathy Checklist - Revised (PCL:SV)*. Toronto: Multi-Health Systems.

Hart, S. D., & Dempster, R. J. (1997). Impulsivity and psychopathy. In C. D. Webster & M. A. Jackson (Eds.), *Impulsivity: Theory, assessment, and treatment*. New York: Guilford.

Hart, S. D., & Hare, R. D. (1996). Psychopathy and risk assessment. *Current Opinion in Psychiatry, 9*, 380-383.

Hart, S. D., Hare, R. D., & Forth, A. E. (1994). Psychopathy as a risk marker for violence: Development and validation of a screening version of the Revised Psychopathy Checklist. In J. Monahan & H. J. Steadman (Eds.), *Violence and mental disorder: Developments in risk assessment* (pp. 81-97). Chicago: University of Chicago Press.

Haynes, R. B. (1985). The predictive value of the clinical assessment for the diagnosis, prognosis, and treatment response of patients. In C. D. Webster, M. H. Ben-Aron, & S. J. Hucker (Eds.), *Dangerousness: Probability and prediction, psychiatry and public policy* (pp. 53-64). New York: Cambridge University Press.

Haywood, T. W., Kravitz, H. M., Grossman, L. S., Cavanaugh, J. L., Davis, J. M., & Lewis, D. A. (1995). Predicting the "revolving door" phenomenon among patients with schizophrenic, schizoaffective, and affective disorders. *American Journal of Psychiatry, 152*, 856-861.

Hellman, D., & Blackman, J. (1966). Enuresis, firesetting, and cruelty to animals: A triad predictive of adult crime. *American Journal of Psychiatry, 122*, 1431-1435.

Hill, C. D., Rogers, R., & Bickford, M. E. (1996). Predicting aggressive and socially disruptive behavior in a maximum security forensic hospital. *Journal of Forensic Sciences, 41*, 56-59.

Hillbrand, M. (1995). Aggression against self and aggression against others in violent psychiatric patients. *Journal of Consulting and Clinical Psychology, 63*, 668-671.

Hodgins, S. (1990). Prevalence of mental disorders among penitentiary inmates in Quebec. *Canada's Mental Health, 37*, 1-4.

Hodgins, S. (1992). Mental disorder, intellectual deficiency, and crime. *Archives of General Psychiatry, 49*, 476-483.

Hodgins, S. (1994). Status at age 30 of children with conduct problems. *Studies on Crime and Crime Prevention, 3*, 41-61.

Hoffman, P. B., & Beck, J. L. (1985). Recidivism among released federal prisoners: Salient factor score and five-year follow-up. *Criminal Justice and Behavior, 12*, 501-507.

Hollander, E., & Stein, D. J. (Eds.). (1995). *Impulsivity and aggression.* Toronto: Wiley.

Hotaling, G. T., & Sugarman, D. B. (1986). An analysis of risk markers in husband-to-wife violence: The current state of knowledge. *Violence and Victims, 1,* 101-124.

Kay, S. R., Wolkenfeld, F., & Murrill, L. M. (1988). Profiles of aggression among psychiatric patients II: Covariates and predictors. *Journal of Nervous and Mental Disease, 176,* 547-557.

Klassen, C. (1996). *Predicting aggression in psychiatric inpatients using ten historical risk factors: Validating the "H" of the HCR-20.* Unpublished bachelor's (honours) thesis, Department of Psychology, Simon Fraser University, Burnaby, British Columbia, Canada.

Klassen, D. & O'Connor, W. A. (1988). Predicting violence in schizophrenic and non-schizophrenic patients: A prospective study. *Journal of Community Psychology, 16,* 217-227.

Klassen, D., & O'Connor, W. A. (1989). Assessing the risk of violence in released mental patients: A cross-validation study. *Psychological Assessment: A Journal of Consulting and Clinical Psychology, 1,* 75-81.

Klassen, D., & O'Connor, W. A. (1994). Demographic and case history variables in risk assessment. In J. Monahan & H. J. Steadman (Eds.), *Violence and mental disorder: Developments in risk assessment* (pp. 229-258). Chicago: University of Chicago Press.

Kropp, P. R., & Hart, S. D. (1997). Assessing risk for violence in wife assaulters: The Spousal Assault Risk Assessment Guide. In C. D. Webster & M. A. Jackson (Eds.), *Impulsivity: Theory, assessment, and treatment.* New York: Guilford.

Kropp, P. R., Hart, S. D., Webster, C. D., & Eaves, D. (1994). *Manual for the Spousal Assault Risk Assessment Guide.* Vancouver: British Columbia Institute on Family Violence.

Kropp, P. R., Hart, S. D., Webster, C. D., & Eaves, D. (1995). *Manual for the Spousal Assault Risk Assessment Guide* (2nd ed.). Vancouver: British Columbia Institute on Family Violence.

Lattimore, P. K., Visher, C. A., & Linster, R. L. (1995). Predicting rearrest for violence among serious youthful offenders. *Journal of Research in Crime and Delinquency, 32,* 54-83.

Leape, L. L. (1994). Error in medicine. *Journal of the American Medical Association, 272,* 1851-1857.

Lidz, C. W., Mulvey, E. P., & Gardner, W. (1993). The accuracy of predictions of violence to others. *Journal of the American Medical Association, 269,* 1007-1111.

Link, B. G., & Stueve, A. (1994). Psychotic symptoms and the violent/illegal behavior of mental patients compared to community controls. In J. Monahan & H. J. Steadman (Eds.), *Violence and mental disorder: Developments in risk assessment* (pp. 137-159). Chicago: University of Chicago Press.

MacCulloch, M. J., Snowden, P. R., Wood, P. J. W., & Mills, H. E. (1983). Sadistic fantasy, sadistic behaviour, and offending. *British Journal of Psychiatry, 143,* 20-29.

Matthews, R. (1997). How right can you be? *New Scientist, 48,* 24-31.

McNiel, D. E., & Binder, R. L. (1994). The relationship between acute psychiatric symptoms, diagnosis, and short-term risk of violence. *Hospital and Community Psychiatry, 45*, 133-137.

Megargee, E. I. (1976). The prediction of dangerous behavior. *Criminal Justice and Behavior, 3*, 3-22.

Megargee, E. I., Cook, P. E., & Mendelsohn, G. A. (1967). Development and evaluation of an MMPI scale of assaultiveness in overcontrolled individuals. *Journal of Abnormal Psychology, 72*, 519-528.

Menzies, R. (1989). *Survival of the sanest: Order and disorder in a pretrial psychiatric clinic.* Toronto: University of Toronto Press.

Menzies, R., & Webster, C. D. (1995). Construction and validation of risk assessments in a six-year follow-up of forensic patients: A tridimensional analysis. *Journal of Consulting and Clinical Psychology, 63*, 766-778.

Menzies, R., Webster, C. D., & Hart, S. D. (1995). Observations on the rise of risk in psychology and law. In *Proceedings of the Fifth Symposium on Violence and Aggression* (pp. 91-107). Saskatoon: University Extension Press, University of Saskatchewan.

Menzies, R. J., Webster, C. D., McMain, S., Staley, S., & Scaglione, R. (1994). The dimensions of dangerousness revisited: Assessing forensic predictions about violence. *Law and Human Behavior, 18*, 1-28.

Monahan, J. (1981). *Predicting violent behavior: An assessment of clinical techniques.* Beverly Hills, CA: Sage.

Monahan, J. (1984). The prediction of violent behavior: Toward a second generation of theory and policy. *American Journal of Psychiatry, 141*, 10-15.

Monahan, J. (1988). Risk assessment of violence among the mentally disordered: Generating useful knowledge. *International Journal of Law and Psychiatry, 11*, 249-257.

Monahan, J. (1992). Mental disorder and violent behavior. *American Psychologist, 47*, 511-521.

Monahan, J. (1996). Violence prediction: The last 20 and the next 20 years. *Criminal Justice and Behavior, 23*, 107-120.

Monahan, J., & Steadman, H. J. (Eds.). (1994). *Violence and mental disorder: Developments in risk assessment*. Chicago: University of Chicago Press.

Monahan, J., & Steadman, H. J. (1996). Violent storms and violent people: How meteorology can inform risk communication in mental health law. *American Psychologist, 51*, 931-938.

Mossman, D. (1994). Assessing predictions of violence: Being accurate about accuracy. *Journal of Consulting and Clinical Psychology, 62*, 783-792.

Mulvey, E. P., & Lidz, C. W. (1984). Clinical considerations in the prediction of dangerousness in mental patients. *Clinical Psychology Review, 4*, 379-401.

Mulvey, E. P., & Lidz, C. W. (1995). Conditional prediction: A model for research on dangerousness to others in a new era. *International Journal of Law and Psychiatry, 18*, 129-143.

Novaco, R. W. (1994). Anger as a risk factor for violence among the mentally disordered. In J. Monahan & H. J. Steadman (Eds.), *Violence and mental disorder: Developments in risk assessment* (pp. 21-59). Chicago: University of Chicago Press.

Otto, R. K. (1992). Prediction of dangerous behavior: A review and analysis of "second-generation" research. *Forensic Reports, 5*, 103-133.

Otto, R. K. (1994). On the ability of mental health professionals to "predict dangerousness": A commentary on interpretations of the "dangerousness" literature. *Law and Psychology Review, 18*, 43-68.

Overall, J. E., & Klett, C. J. (1962). The brief psychiatric rating scale. *Psychological Reports, 10*, 799-812.

Pfohl, S. J. (1978). *Predicting dangerousness: The social construction of psychiatric reality.* Lexington, MA: Lexington Books.

Polvi, N. (1997). Assessing risk of suicide in correctional settings. In C. D. Webster & M. A. Jackson (Eds.), *Impulsivity: Theory, assessment, and treatment.* New York: Guilford.

Polvi, N., & Webster, C. D. (in press). Challenging assessments of dangerousness and risk: The recent research. In J. Ziskin (Ed.), *Coping with psychiatric and psychological testimony* (supplement to 5th ed.). Los Angeles: Law and Psychology Press.

Prentky, R. A., Knight, R. A., Lee, A. F. S., & Cerce, D. D. (1995). Predictive validity of lifestyle impulsivity for rapists. *Criminal Justice and Behavior, 22*, 106-128.

Quinsey, V. L. (1981). The long-term management of the mentally abnormal offender. In S. J. Hucker, C. D. Webster, & M. H. Ben-Aron (Eds.), *Mental disorder and criminal responsibility* (pp. 137-155). Toronto: Butterworths.

Quinsey, V. L. (1995). The prediction and explanation of criminal violence. *International Journal of Law and Psychiatry, 18*, 117-127.

Quinsey, V. L., Maguire, A., & Varney, G. W. (1983). Assertion and overcontrolled hostility among mentally disordered murderers. *Journal of Consulting and Clinical Psychology, 51*, 550-556.

Quinsey, V. L., Rice, M. E., & Harris, G. T. (1995). Actuarial prediction of sexual recidivism. *Journal of Interpersonal Violence, 10*, 85-105.

Rice, M. E. (1997). Violent offender research and implications for the criminal justice system. *American Psychologist, 52*, 414-423.

Rice, M. E., & Harris, G. T. (1992). A comparison of criminal recidivism among schizophrenic and nonschizophrenic offenders. *International Journal of Law and Psychiatry, 15*, 397-408.

Rice, M. E., & Harris, G. T. (1995). Violent recidivism: Assessing predictive validity. *Journal of Consulting and Clinical Psychology, 63*, 737-748.

Robins, L. N., Tipp, J., & Przybeck, T. (1991). Antisocial personality. In L. N. Robins & D. Reiger (Eds.), *Psychiatric disorders in America* (pp. 258-290). New York: Free Press.

Rogers, R. (1997). *Clinical assessment of malingering and deception* (2nd ed.). New York: Guilford.

Rogers, R., & Webster, C. D. (1989). Assessing treatability in mentally disordered offenders. *Law and Human Behavior, 13*, 19-29.

Salekin, R. T., Roger, R., & Sewell, K. W. (1996). A review and meta-analysis of the Psychopathy Checklist and Psychopathy-Checklist-Revised: Predictive validity of dangerousness. *Clinical Psychology: Science and Practice, 3*, 203-215.

Saunders, D. G. (1992). Woman battering. In R. T. Ammerman, & M. Hersen (Eds.), *Assessment of family violence: A clinical and legal sourcebook* (pp. 208-235). New York: Wiley.

Selby, M. J. (1984). Assessment of violence potential using measures of anger, hostility, and social desirability. *Journal of Personality Assessment, 48*, 531-543.

Sepejak, D., Menzies, R. J., Webster, C. D., & Jensen, F. A. S. (1983). Clinical predictions of dangerousness: Two-year follow-up of 408 pre-trial forensic cases. *Bulletin of the American Academy of Psychiatry and the Law, 11*, 171-181.

Serin, R. C. (1991). Psychopathy and violence in criminals. *Journal of Interpersonal Violence, 6*, 423-431.

Serin, R. C. (1996). Violent recidivism in criminal psychopaths. *Law and Human Behavior, 20*, 207-217.

Serin, R. C., & Amos, N. L. (1995). The role of psychopathy in the assessment of dangerousness. *International Journal of Law and Psychiatry, 18*, 231-238.

Shah, S. A. (1978). Dangerousness and mental illness: Some conceptual, prediction and policy dilemmas. In C. Frederick (Ed.), *Dangerous behavior: A problem in law and mental health* (NIMH DHEW Publication No. ADM 78-563, pp. 153-191). Washington, DC: U.S. Government Printing Office.

Shah, S. A. (1981). Dangerousness: Conceptual, prediction, and public policy issues. In J. R. Hays, T. K. Roberts, & K. S. Solway (Eds.), *Violence and the violent individual* (pp. 151-178). New York: SP Medical and Scientific Books.

Smith, C., & Thornberry, T. P. (1995). The relationship between childhood maltreatment and adolescent involvement in delinquency. *Criminology, 33*, 451-481.

Sonkin, D. J. (1987). The assessment of court-mandated male batterers. In D. J. Sonkin (Ed.), *Domestic violence on trial: Psychological and legal dimensions of family violence* (pp. 174-196). New York: Springer.

Steadman, H. J., & Cocozza, J. J. (1974). *Careers of the criminally insane: Excessive social control of deviance.* Lexington, MA: Lexington Books.

Steadman, H. J., Monahan, J., Appelbaum, P. S., Grisso, T., Mulvey, E. P., Roth, L. H., Robbins, P. C., & Klassen, D. (1994). Designing a new generation of risk assessment research. In J. Monahan & H. J. Steadman (Eds.), *Violence and mental disorder: Developments in risk assessment* (pp. 297-318). Chicago: University of Chicago Press

Stone, A. A. (1985). The new legal standard of dangerousness: Fair in theory, unfair in practice. In C. D. Webster, M. H. Ben-Aron, & S. J. Hucker (Eds.), *Dangerousness: Probability and prediction, psychiatry and public policy* (pp. 13-24). New York: Cambridge University Press.

Straus, M. A., Gelles, J. R., & Steinmetz, S. (1980). *Behind closed doors: Violence in the American family.* New York: Doubleday Anchor Press.

Swanson, J. W. (1994). Mental disorder, substance abuse, and community violence: An epidemiological approach. In J. Monahan & H. J. Steadman (Eds.), *Violence and mental disorder: Developments in risk assessment* (pp. 101-136). Chicago: University of Chicago Press.

Swanson, J. W., Borum, R., Swartz, M. S., & Monahan, J. (1996). Psychotic symptoms and disorders and the risk of violent behavior in the community. *Criminal Behaviour and Mental Health, 6*, 317-338.

Taylor, P. J. (1985). Motives for offending among violent and psychotic men. *British Journal of Psychiatry, 147*, 491-498.

Taylor, P. J., Garety, P., Buchanan, A., Reed, A., Wessely, S., Ray, K., Dunn, G., & Grubin, D. (1994). Delusions and violence. In J. Monahan & H. J. Steadman (Eds.), *Violence and mental disorder: Developments in risk assessment* (pp. 161-182). Chicago: University of Chicago Press.

Teplin, L. A., Abram, K. M., & McClelland, G. M. (1994). Does psychiatric disorder predict violent crime among released jail detainees? *American Psychologist, 49*, 335-342.

Thornberry, T. P., & Jacoby, J. E. (1979). *The criminally insane: A community follow-up of mentally ill offenders*. Chicago: University of Chicago Press.

Webster, C. D. (1984). How much of the clinical predictability of dangerousness issue is due to language and communication difficulties? Some sample courtroom questions and some inspired but heady answers. *International Journal of Offender Therapy and Comparative Criminology, 28*, 159-167.

Webster, C. D., Dickens, B. M., & Addario, S. M. (1985). *Constructing dangerousness: Scientific, legal and policy implications*. Toronto: University of Toronto Centre of Criminology.

Webster, C. D., Douglas, K. S., Eaves, D., & Hart, S. D. (1997). Predicting violence in mentally and personality disordered individuals. In C. D. Webster & M. A. Jackson (Eds.), *Impulsivity: Theory, assessment, and treatment.* New York: Guilford.

Webster, C. D., Eaves, D., Douglas, K. S., & Wintrup, A. (1995). *The HCR-20 scheme: The assessment of dangerousness and risk.* Vancouver: Simon Fraser University and British Columbia Forensic Psychiatric Services Commission.

Webster, C. D., Harris, G. T., Rice, M. E., Cormier, C., & Quinsey, V. L. (1994). *The violence prediction scheme: Assessing dangerousness in high risk men.* Toronto: University of Toronto: Centre of Criminology.

Webster, C. D., & Jackson, M. (Eds.). (1997a). *Impulsivity: Theory, assessment, and treatment.* New York: Guilford.

Webster, C. D., & Jackson, M. (1997b). A clinical perspective on impulsivity. In C. D. Webster & M. A. Jackson (Eds.), *Impulsivity: Theory, assessment, and treatment.* New York: Guilford.

Webster, C. D., & Menzies, R. (1987). The clinical prediction of dangerousness. In D. N. Weisstub (Ed.), *International yearbook on law and mental health* (Vol. 3) (pp. 158-208). New York: Pergamon Press.

Webster, C. D. & Polvi, N. H. (1995). Challenging assessments of dangerousness and risk. In J. Ziskin (Ed.), *Coping with psychiatric and psychological testimony* (5th ed.) (pp. 1372-1399). Los Angeles: Law and Psychology Press.

Widiger, T. A., & Trull, T. J. (1994). Personality disorders and violence. In J. Monahan & H. J. Steadman (Eds.), *Violence and mental disorder: Developments in risk assessment* (pp. 203-226). Chicago: University of Chicago Press.

Wilson, D., Tien, G., & Eaves, D. (1995). Increasing the community tenure of mentally disordered offenders. *International Journal of Law and Psychiatry, 18*, 61-69.

Wintrup, A. (1996). *Assessing risk of violence in mentally disordered offenders with the HCR-20.* Unpublished master's thesis. Simon Fraser University, Burnaby, British Columbia, Canada.

Wishnie, H. (1977). *The impulsive personality: Understanding people with destructive character disorder.* New York: Plenum.

World Health Organization. (1992). *Manual of the international classification of diseases, injuries, and causes of death* (10th ed.). Geneva, Switzerland: Author.

Yarvis, R. M. (1990). Axis I and axis II diagnostic parameters of homicide. *Bulletin of the American Academy of Psychiatry and the Law, 18*, 249-269.

Yesavage, J. A. (1983). Bipolar illness: Correlates of dangerous inpatient behaviour. *British Journal of Psychiatry, 143*, 554-557.

Yudofsky, S. C., Silver, J. M., Jackson, W., Endicott, J., & Williams, J. B. (1986). The overt aggression scale for the objective rating of verbal and physical aggression. *American Journal of Psychiatry, 143*, 35-39.

付録：対照表

　以下の表に，改訂過程の間になされた HCR-20 の項目の変化を要約した。表に示されたように，いかなるリスク・ファクターも追加されたり，消去されたりはしていない。しかし，多くの場合，項目名を与えられた定義にできるだけ一致させるように変更した。例えば，C1 は混乱を避けるために「洞察」から「洞察の欠如」に変更した。（もし，ある人が第1版の C1 の項目名のみを読めば，我々が，洞察があることが暴力のリスクに関係していると考えていると思ってしまうからである。）同様に，H10 は現在では「過去の監督の失敗」であるが，これは前の項目名（「過去の釈放あるいは拘留の失敗」）よりも単純にし，かつ，この項目のコーディングを正確に反映できるようにしたためである。

第1版 → 第2版
H1　過去の暴力　　　　　　　　　　H1　過去の暴力
・コーディングを過去の暴力の重症度のみでなく，重症度と頻度の両者を反映するように変更した。
H2　最初の暴力犯罪時の年齢　　　　H2　最初に暴力を行った時の 　　　　　　　　　　　　　　　　　　　　年齢が低い
・項目名をコーディングに一致するように変更した。暴力は刑事罰に至ったものだけではない。
H3　関係の安定性　　　　　　　　　H3　関係の不安定性
・項目名を混乱を避けるために変更した。リスク・ファクターは不安定性であって安定性ではない。

第1版	→	第2版

H4　雇用の安定性　　　　　　　　　H4　雇用問題

- 項目名を混乱を避けるために変更した。リスク・ファクターは問題であって安定性ではない。
- ある者の雇用は不安定であるが，得点を保証しない可能性がある（すなわち，経済的条件によって）ことを受け入れるためにコーディングを変更した。

H5　アルコール乱用あるいは　　　　H5　物質使用問題
　　　薬物乱用

- 項目名をコーディングに一致するように変更した。コーディングは物質使用障害の公式の診断名に基づいていない。

H6　精神障害　　　　　　　　　　　H6　主要精神疾患

- 項目名を新しいコーディングに一致するように変更した。
- コーディングが重症で，急性期の精神疾患に焦点をあてるように変更した。
- 異なった診断分類（例えば，ICD-10）を使う法区域でも容易に使用できるようにDSM-IVを特定して参照するのを除外した。

H7　サイコパシー　　　　　　　　　H7　サイコパシー

- コーディングをPCL-R同様，PCL:SVも使用できるよう変更した。すなわち，PCL:SVのカットオフ値を追加した。
- PCL-Rのカットオフ値をPCL-Rのマニュアルで推奨されているものと一致するように変更した。第1版では，0＝24以下，1＝25から29，2＝30以上。

H8　早期の不適応（家庭と　　　　　H8　早期の不適応
　　　学校）

- 項目名を新しいコーディングが反映するように変更した。
- コーディングを，家庭と学校だけでなく，地域社会における行動上の問題（例えば，非行）を含めるように変更した。

H9　人格障害　　　　　　　　　　　H9　人格障害

- コーディングを，人格障害の診断はいかなるものであっても2とコーディングされ，人格障害の特性の診断は1とコーディングされるように変更した。このことは，第1版で特定されていたDSM-IVのII軸障害だけでなく，人格障害の診断はいかなるものであってもリスク・ファクターとなることを示唆する研究論文と整合させた。
- 異なった診断分類（例えば，ICD-10）を使う法区域でも容易に使用できるようにDSM-IVを特定して参照するのを除外した。

第1版	→	第2版
H 10　過去の釈放あるいは拘留の失敗		H 10　過去の監督の失敗

・項目名をコーディングに一致するように変更した。
・コーディングを地域社会あるいは施設内のいずれであっても監督が深刻に失敗しているならば2とコーディングされ，あまり深刻でない失敗が1とコーディングされるように変更した。深刻さの定義は，逮捕から，（再）逮捕，（再）収容，あるいは高度保安状態への移動と拡大された。

C 1　洞察		C 1　洞察の欠如

・項目名を混乱を避けるために変更した。リスク・ファクターは洞察ではなく，洞察の欠如。

C 2　態度		C 2　否定的態度

・項目名を混乱を避けるために変更した。リスク・ファクターは肯定的態度ではなく，否定的態度。
・コーディングを明確化かつ単純化した。現在では焦点は態度のみに当てる。人格特性（例えば，敵意，衝動性）の参照を除外し，C 4（衝動性）に移行した。

C 3　症状		C 3　主要精神疾患の活発な症状

・項目名をコーディングと一致するように変更した。

C 4　安定性		C 4　衝動性

・項目名を新しいコーディングを反映するように変更した。
・コーディングを明確化かつ単純化した。第1版にあった敵意ある暴力の既往を参照は削除した。以前「不安定性」と描写されていたものは衝動性として再概念化した。

C 5　治療可能性		C 5　治療に反応しない

・項目名を混乱を避けるために変更した。リスク・ファクターは治療可能性ではなく，治療に対する反応の欠如である。

R 1　計画実行可能性		R 1　計画が実行可能性を欠く

・項目名を混乱を避けるために変更した。リスク・ファクターは実行可能な計画ではなく，実行不可能な計画をもつことである。

第1版	→	第2版
R2　接触		R2　不安定化要因への暴露

・項目名を新しいコーディングを反映するために変更した。
・コーディングを明確化かつ単純化した。第1版においては，武器，アルコール，薬物のようなものに接触しないこと，あるいは犯罪の被害者とならないことを強調した。第2版においては，これらの要因は「不安定化要因」として再概念化された。不安定化要因への暴露はおそらく専門家による不適切な監督の結果であり，従って，乏しい専門家の監督への参照はR3から削除した。

R3　支援と監督	R3　個人的支援の欠如

・項目名を新しいコーディングを反映するよう変更した。リスク・ファクターは支援ではなく，支援の欠如である。
・コーディングを明確化かつ単純化し，個人的支援（例えば，友人，親戚からの）にのみ焦点を当てた。専門家の監督は今ではR2のコーディングにおいて考慮される。

R4　遵守性	R4　治療的試みに対する遵守性の欠如

・項目名を混乱を避けるために変更した。リスク・ファクターは遵守性の可能性ではなく，治療的試みに従わないことの可能性である。

R5　ストレス	R5　ストレス

・コーディングを，深刻な心理社会的ストレスに曝される可能性と同様，ストレスにうまく適応できない可能性を含めるため若干変更した。

付録：対照表

HCR-20　コーディング・シート

参加者
氏名＿＿＿＿＿＿　日付＿＿＿＿＿＿　ID番号＿＿＿＿＿＿

ヒストリカル項目		コード (0,1,2)
H 1	過去の暴力	
H 2	最初に暴力を行った時の年齢が低い	
H 3	関係の不安定性	
H 4	雇用問題	
H 5	物質使用の問題	
H 6	主要精神疾患	
H 7	サイコパシー	
H 8	早期の不適応	
H 9	人格障害	
H 10	過去の監督の失敗	
ヒストリカル項目合計：		／20

クリニカル項目		コード (0,1,2)
C 1	洞察の欠如	
C 2	否定的態度	
C 3	主要精神疾患の活発な症状	
C 4	衝動性	
C 5	治療に反応しない	
クリニカル項目合計：		／10

リスク・マネージメント項目　□施設内　□施設外		コード (0,1,2)
R 1	計画が実行可能性を欠く	
R 2	不安定化要因への暴露	
R 3	個人的支援の欠如	
R 4	治療的試みに対する遵守性の欠如	
R 5	ストレス	
リスク・マネージメント項目合計：		／10

HCR-20 合計：	／40		
最終的なリスクの判断	□低度	□中等度	□高度

評価者		
氏名：	署名：	日付：

著者紹介

Christopher D. Webster
カナダの Simon Fraser University 心理学部門名誉教授，University of Toronto 精神医学部門教授，McMaster University 精神医学行動科学部門司法精神医学部非常勤教授。専門は暴力のリスク・アセスメント，リスク・マネージメント。代表的著書にImpulsivity:Theory, Assessment and Treatment, Guilford, New York, 1997 がある。

Kevin S. Douglas
カナダの Simon Fraser University 心理学部門助教授。Webster 教授の下で 1994 年より HCR-20 の開発および予測妥当性の研究に従事し，2001 年に同大学臨床心理学の PhD を修得，その後，サウスフロリダ大学の助教授を経て，2004 年より現職。「HCR-20 暴力のリスク・マネージメント　コンパニオンガイド」HCR-20 Violence Risk Management Companion Guide, 2001（星和書店より刊行予定）の筆頭著者。

Derek Eaves
British Columbia Forensic Psychiatric Services Commission の委員。司法精神科医。

Stephen D. Hart
カナダの Simon Fraser University 心理学部門教授，University of Bergen 心理学部門客員教授。The Risk for Sexual Violence Protocol （RSVP）の筆頭著者。

監訳者紹介

吉川和男（よしかわ かずお）
　平成4年秋田大学医学部を卒業後，東京医科歯科大学大学院医学系研究科博士課程にて犯罪精神医学を専攻，平成8年同課程を修了（医学博士）。平成12年英国ロンドン大学精神医学研究所（司法精神医学）大学院ディプロマ取得。埼玉県立精神保健総合センター診療部医長，国立精神・神経センター武蔵病院医長を経て，平成15年より国立精神・神経センター精神保健研究所司法精神医学研究部長を務める。英国Criminal Behaviour and Mental Health（CBMH）誌編集委員。著書に「臨床精神医学講座第19巻 司法精神医学・精神鑑定」（分担執筆，中山書店1998年），「司法精神医学第2巻 刑事事件と精神鑑定」（分担執筆，中山書店2006年），「司法精神医学第3巻 犯罪と犯罪者の精神医学」（分担執筆，中山書店2006年），「司法精神医学第5巻 司法精神医療」（分担執筆，中山書店2006年），その他がある。

訳者

岡田幸之（おかだ たかゆき）
　国立精神・神経センター精神保健研究所司法精神医学研究部室長

安藤久美子（あんどう くみこ）
　国立精神・神経センター武蔵病院医師

菊池安希子（きくち あきこ）
　国立精神・神経センター精神保健研究所司法精神医学研究部室長

HCR-20　暴力のリスク・アセスメント

2007年 5月30日　初版第1刷発行
2008年12月10日　初版第2刷発行

著　　者　Christopher D. Webster ほか
監訳者　吉　川　和　男
発行者　石　澤　雄　司
発行所　㈱ 星　和　書　店
　　　　東京都杉並区上高井戸1-2-5　〒168-0074
　　　　電話　03（3329）0031（営業）／03（3329）0033（編集）
　　　　FAX　03（5374）7186

Ⓒ 2007　星和書店　　　Printed in Japan　　　ISBN 978-4-7911-0629-5

MEMO

MEMO

MEMO

MEMO

MEMO